在宅医療・介護における
感染管理ハンドブック

- 監修
  - 〆谷 直人（国際医療福祉大学）
- 編集
  - 高橋 峰子（医療法人 横浜柏堤会 戸塚共立第1病院 感染管理室）
  - 鈴木 高弘（日本調剤株式会社 薬剤本部／東北大学大学院 薬学研究科 生活習慣病治療薬学分野）

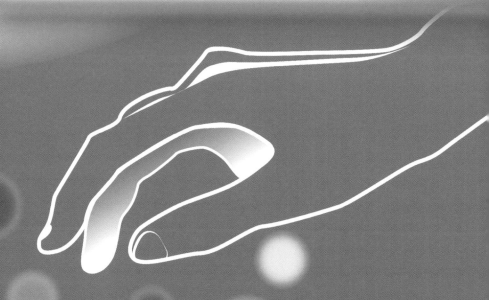

株式会社 宇宙堂八木書店

序　文

　現在、在宅での療養を希望し、保健医療福祉サービスと連携しながら看護ケアを提供する仕組みができて利用者も年々増加している。この取り組みは地域医療でのホームドクターの普及や情報通信技術（ICT）システムを活用して在宅生活を継続しながら高度な医療サービスを提供しようとする試みに支えられており、利用者にとっても大きな効果をもたらす。このように日本の医療体制もかかりつけ医師の重要性や在宅医療、訪問介護医療の推進・強化へと変化している。

　診療報酬上では2012年に感染対策加算や感染対策地域連携加算が整備され、施設基準を満たした施設においては、その効果は見える形になっている。また感染対策に関する認定制度も定着し、インフェクションコントロールドクター（ICD）、感染管理認定看護師、感染制御認定臨床微生物検査技師、感染制御専門薬剤師を合わせると1万人以上の認定資格保持者が日本の医療機関で働いている。しかし、入院施設を持つ医療機関だけで約1万施設、クリニックも含めるとその数倍もある日本の医療機関数から見れば、決して十分な数とはいえない。しかも、これらの認定資格保持者は比較的大規模な医療機関に偏っている傾向にある。

　今後の更なる高齢化社会を考えれば、在宅医療はやむを得ない状況であり、専門的な技術や知識を必要とする医療や看護が病院から在宅の現場に進出してきているのも事実である。在宅医療の体制には、退院支援、日常の療養支援、急変時の対応、看取りの4要素がある。在宅医療を受けている患者の医療依存度や要介護度は幅広く疾病も多様であるため、感染管理は必要不可欠である。しかしながら在宅医療に関わる医療機関においては、認定資格を有する人が1人もいないというところが珍しくないであろう。

　そこで、在宅医療に関わる医療機関の医療・福祉関係者だけでなく、家庭での介護・看護においても家族が知っておくべき感染管理を理解し実践することで、在宅での利用者やその家族、訪問スタッフを感染から守るために本書は企画された。本書は2章の構成になっており、I.総論では感染管理の基礎知識について実践テクニックを写真やイラスト付きで、II.各論では感染管理技術、在宅・訪問時の留意点、感染拡大防止の対応に項立てし、関係者別によく遭遇する場面ごとに内容をまとめ、分かりやすく解説していただいた。

　感染管理の質が向上することによって在宅医療、訪問介護医療での感染が少しでも減少することを期待してやまない。

2018年4月

国際医療福祉大学　〆谷　直人

執筆者一覧
(執筆順、敬称略)

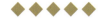

〆谷　直人（国際医療福祉大学）

高橋　峰子（医療法人　横浜柏堤会　戸塚共立第1病院　感染管理室）

望月　敬浩（静岡県立静岡がんセンター　薬剤部）

二本柳　伸（北里大学病院　危機管理部　感染管理室）

野口　雅久（東京薬科大学　薬学部　病原微生物学教室）

中南　秀将（同上）

鈴木　高弘（日本調剤株式会社　薬剤本部／
　　　　　　東北大学大学院　薬学研究科　生活習慣病治療薬学分野）

小林　輝信（徳永薬局株式会社　在宅医療部）

石井美千代（平塚市民病院　感染対策室）

佐藤　綾乃（静岡県立病院機構　静岡県立こころの医療センター
　　　　　　感染対策室）

本田　勝亮（社会福祉法人　聖隷福祉事業団　総合病院　聖隷浜松病院
　　　　　　薬剤部）

渡辺　明美（新小山市民病院　医療安全対策部　院内感染対策室）

渡邉　博文（やくも株式会社）

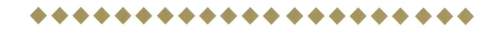

目 次

序 文 ·· 〆谷 直人・巻頭

【I. 総論】感染管理の基礎知識

1. 標準予防策 ·· 髙橋 峰子 ······ 1
A. 手指衛生 ·· 2
　1. 手指衛生の方法 ·· 3
　2. 手洗いの手順 ··· 3
　Q1. 在宅の現場で洗面所などを拝借しにくい場合は？ ·· 4
　3. 手指衛生のタイミング ·· 5
　Q2. 利用者に触れる前に手をきれいにしようとしたら「汚いものに触れる」かのような誤解をされた場合は？ ··· 6
B. 個人防護具 ·· 7
　1. 個人防護具の種類と使用目的、タイミング ·· 7
　2. 個人防護具の装着・脱着手順と手指衛生 ·· 8
　Q1. 1回で捨てるのはもったいないので、手袋は擦式アルコール製剤で消毒してから次の利用者にも使用していますが、手袋は毎回替える必要がありますか？ ·· 11
　Q2. 家族にも個人防護具の装着が必要とされる場合がありますか？ ····················· 12
C. 患者ケア用の機器および器具／器材の取扱い ·· 13
　1. 血液由来病原体による感染予防 ··· 14
　2. 針刺し事故時の対応 ·· 15
　Q1. 利用者に使用した鑷子がありますが、CDCガイドラインのように現場で清潔にすることができません。どうしたらよいでしょうか？ ···· 16
　Q2. おむつ交換時に陰部の清潔のため、洗剤の空き容器でお湯をかけて流しています。使用後の容器は丁寧に水でゆすいで乾燥させていますが、洗う必要がありますか？ ·· 16

1

- D. 咳エチケット ･･････････････････････････････････････ 17
  - 1. 在宅や介護の現場における咳エチケットの意義 ･･････ 17
  - 2. 在宅での「咳エチケット」が必要な場面 ･･････････････ 18
  - Q1. 2日目前の訪問時は大丈夫でしたが、本日訪問したら利用者が咳をしていました。介護していた家族も咳をしていましたが、サージカルマスクの持ち合わせがなく、そのままケアをして帰ってきました。何か気を付けることはありますか? ･･････････････ 19
  - Q2. 在宅で母を介護しています。訪問リハビリサービスを受けていますが、スタッフが咳をしています。マスクを装着せずにリハビリを開始しました。お世話になっているので、「マスクして下さい」とはなかなか言いにくいです。どうしたらよいでしょうか? ･･･････ 20
- 2. 感染経路別予防策 ････････････････････････････ 望月 敬浩 ････ 21
  - A. 感染経路別予防策の内容 ･･････････････････････････ 21
    - 1. 接触感染予防策 ･･････････････････････････････････ 21
    - 2. 飛沫感染予防策 ･･････････････････････････････････ 21
    - 3. 空気感染予防策 ･･････････････････････････････････ 22
  - B. 感染経路別予防策が必要となるばい菌や病気 ･･････････ 23
  - C. その他 ･･ 24
  - D. おわりに ･･ 25
- 3. 病原体の基礎知識と感染管理 ･･････････････････ 二本柳 伸 ････ 26
  - A. 疥 癬 ･･ 26
  - B. インフルエンザ ･････････････････････････････････････ 31
  - C. ノロウィルス ･･･････････････････････････････････････ 34
  - D. 食中毒 ･･･ 37
  - E. その他の注意すべきウイルス感染症 ･･････････････････ 39
    - ＜レジオネラ症＞ ･････････････････････････････････････ 39
    - ＜結核＞ ･･ 40
  - F. 注意すべきウイルス感染症 ･････････････････････････ 41
    - ＜麻しん（はしか）＞ ･････････････････････････････････ 41
    - ＜流行性耳下腺炎（ムンプス おたふく風邪）＞ ･････････ 42
    - ＜水痘（みずぼうそう）・帯状疱疹＞ ･････････････････････ 43
  - G. 付録. 注意すべき薬剤耐性菌 ･････････････････････････ 45

4. 環境整備から考える感染管理・衛生管理 ……… 野口　雅久・他 …… 47
A. 高頻度接触表面の衛生管理 …… 47
B. 部屋の清掃 …… 48
C. 感染管理・衛生管理で特に配慮すべき事項 …… 50
1. 経腸栄養剤 …… 50
2. 間欠的自己導尿 …… 51
3. ネブライザー …… 52
4. 加湿器 …… 52
5. 気管内吸引チューブ …… 53
6. 人工呼吸器回路 …… 53

5. 在宅・介護の現場における消毒薬の取扱い ……… 鈴木　高弘 …… 55
A. 消毒薬の役割 …… 55
B. 消毒薬の分類 …… 56
C. 代表的な消毒薬の特徴および使用上の留意点 …… 57
1. 次亜塩素酸ナトリウム（中水準消毒薬） …… 57
2. アルコール製剤（中水準消毒薬） …… 59
3. クロルヘキシジン（低水準消毒薬） …… 60
4. 第4級アンモニウム塩（低水準消毒薬） …… 61
D. 消毒薬の汚染 …… 63
Q. 0.01%（100 ppm）次亜塩素酸ナトリウムはどのように作るのでしょうか？ ……… 小林　輝信 …… 64

【II. 各論】在宅医療・介護の留意点

1. 感染管理技術 …… 65
A. 口腔ケア ……… 石井美千代 …… 65
1. 口腔ケアで生活の質向上 …… 65
2. 口腔ケアの感染管理ポイント …… 66
3. 必要物品（例） …… 66
4. 準備 …… 67
5. 口唇・口腔内の観察 …… 67
6. 方法 …… 67
Q. 口から食事をとれない場合口腔ケアは必要ない？ …… 68

B. 吸引ケア ································· 70
1. 吸引ケアのポイント ····················· 70
2. 準備 ································· 70
3. 吸引操作 ····························· 70
4. 吸引後 ······························· 71
5. カテーテルの管理 ····················· 71
6. 吸引びんの処理 ······················· 72
Q. 気管内吸引の場合は滅菌手袋を装着したほうがいいでしょうか? ···· 72

C. 排泄ケア ································· 73
1. 排泄ケアの感染管理のポイント ········· 73
2. 排泄介助の実際 ······················· 73
3. おむつ交換 ··························· 74
4. 陰部洗浄の方法 ······················· 74
5. 尿器・便器を使用する場合 ············· 75
6. 摘便 ································· 75
7. 観察 ································· 75
Q. 排便の性状が統一して記載できるようなスケールはありますか? ···· 76

D. 尿道カテーテル留置 ························ 77
1. 尿道カテーテルの感染管理のポイント ··· 77
2. 挿入時の対策 ························· 77
3. 陰部の保清 ··························· 78
4. カテーテル管理 ······················· 78
5. 尿の処理 ····························· 78
6. 尿量の確保 ··························· 79
7. 観察 ································· 79
Q. 尿道カテーテル留置中の細菌の侵入経路はどこですか? ···· 80

E. 褥瘡ケア ·························· 佐藤 綾乃 ···· 81
1. ケアのポイント ······················· 81
2. 褥瘡の悪化防止 ······················· 81
3. 基本的な処置方法と感染対策 ··········· 82

F. 中心静脈カテーテル管理 ···················· 83
<管理の実際>

- 1. 薬剤管理 ……………………………………………………………………… 84
- 2. 挿入部の管理 ………………………………………………………………… 84
- Q. 輸液ボトルのゴム栓は、シールがついていても消毒は必要ですか？ … 85

G. 酸素療法 ……………………………………………………………………… 85
- 1. 加湿びんの管理 ……………………………………………………………… 86
- 2. カニューラ …………………………………………………………………… 86
- 3. 手洗い ………………………………………………………………………… 86
- 4. 留意点 ………………………………………………………………………… 86
- Q. カニューラはどのくらいの頻度で交換すればよいですか？ …………… 87

H. 経管・胃ろうケア …………………………………………………………… 87
- 1. 経管栄養剤の汚染防止 ……………………………………………………… 87
- 2. 使用物品の汚染防止 ………………………………………………………… 87
- 3. 胃ろう部のケア ……………………………………………………………… 88
- 4. 誤嚥性肺炎防止 ……………………………………………………………… 88
- Q. 胃ろうでも口腔ケアは必要ですか？ ……………………………………… 88

I. 人工呼吸器 ……………………………………………………………………… 89
- 1. 体位 …………………………………………………………………………… 89
- 2. 人工呼吸器回路の交換頻度 ………………………………………………… 89
- 3. 人工呼吸器回路の消毒 ……………………………………………………… 89
- 4. 環境整備 ……………………………………………………………………… 89
- Q. 人工呼吸器の回路交換を忘れてしまいそうですが、どのようにすればよいですか？ ……………………………………………………………… 90

2. 在宅・訪問時の留意点 ………………………………………………………… 91

A. 医療機器・製品の使用後の取扱いについて ………………… 高橋　峰子 91
- 1. 処理方法のポイント ………………………………………………………… 91
- Q1. 医療施設で製品を再使用する場合はどのような手順になりますか？ … 95
- Q2. 物品を消毒する場合、キッチンハイターと熱湯消毒するのではどちらが望ましいですか？ …………………………………………… 95

B. 簡易検査機器の扱い ……………………………………… 〆谷　直人 95
- 1. はじめに ……………………………………………………………………… 95
- 2. POCT 対応検体検査機器の感染管理 ……………………………………… 96
- 3. POCT 対応試薬の感染管理 ………………………………………………… 98

  4. POCT対応生理機能検査機器の感染管理 ·· 100
  5. おわりに ·· 102
 C. 在宅や介護の現場での予防接種 ·· 本田　勝亮 ··· 103
  1. はじめに ·· 103
  2. 予防接種全般について ··· 103
  3. 在宅や介護の現場にて医療関係者・介護者が接種を考慮すべき
   ワクチン ·· 106
  4. 在宅や介護の現場にて医療関係者・介護者が接種を考慮すべき
   各ワクチンの副反応 ··· 109
  5. おわりに ·· 111

3. 感染拡大防止の対応 ··· 113
 A. 本人、家族の対応の仕方 ··· 佐藤　綾乃 ··· 113
 B. 医療スタッフの対応の仕方 ·· 渡辺　明美 ··· 115
  1. 在宅医療・介護の特徴 ··· 115
  2. 在宅ケアと病院医療の違い ··· 116
  3. 接触感染予防策が必要な感染症 ··· 116
  4. まとめ ·· 117
 C. 死後ケアと感染予防対策 ··· 渡邉　博文 ··· 118
  1. 死後ケアを取り巻く現状 ··· 118
  2. ご遺体を取り巻く現状 ··· 119
  3. 早期死体現象 ··· 122
  4. 晩期死体現象 ··· 123
  5. EBM ·· 124

索　引 ·· 巻末

I. 総　論
感染管理の基礎知識

1. 標準予防策
2. 感染経路別予防策
3. 病原体の基礎知識と感染管理
4. 環境整備から考える感染管理・衛生管理
5. 在宅・介護の現場における消毒薬の取扱い

【I. 総論】 感染管理の基礎知識

1. 標準予防策

　在宅や介護の現場では、どの職種でも自身が利用者から感染する、あるいは利用者に感染させてしまうといったリスクが常に伴う。そこで重要なのが標準予防策である。標準予防策とはCDC（米国疾病予防管理センター）が提唱している基本的な感染対策のことであり、「感染の有無にかかわらず、すべての患者の湿性生体物質（血液、尿、痰、体液、粘膜、損傷した皮膚など汗以外のもの）は感染のリスクがある」ものとして扱うとされ、1996年に「病院における隔離予防策のためのガイドライン」[1]の中で紹介された。医療従事者と患者の双方を感染から防御する対策であり、高度な医療や看護ケア、介護ケアなどが進出している在宅や介護の現場においても医療従事者だけでなく、利用者やその家族にとっても「感染から身を守る・感染を拡大させない」ための有効な手段である。標準予防策の内容はいくつかあるが、ここでは、標準予防策の中でも特に在宅や介護の現場に重要不可欠な内容について述べる。

標準予防策の内容[2]

- 手指衛生
- 個人防護具の使用
- 呼吸器衛生 / 咳エチケット
- 患者ケアに使用した器材や器具の処理
- 環境整備
- 使用済みリネンの取扱い
- 患者の配置
- 安全な注射手技
- 特別な腰椎穿刺処置での感染対策手技
- 針刺し、切傷、皮膚粘膜曝露予防

A 手指衛生

　手指衛生は感染予防の上で最も重要な手段である。医療従事者だけでなく一般の家庭においても基本となる。手指衛生には水と普通の石けんあるいは殺菌剤を含む石けんによる手洗いと、水の使用を必要としない、アルコールを主成分とした製品の使用の2つがある[3]。

　病院に限らず在宅や介護の現場でも何かをする時には医療従事者も家族も必ず手を使う。また、利用者が自身のセルフケアをする時にも必ず手を使う。

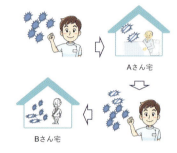

　目には見えないが手には膨大な数の様々な細菌が付着している(**図1**)。手指衛生をせずに利用者に採血のような侵襲的な処置をすると、利用者が感染の危機にさらされる。また、自身の顔や髪の毛に触れれば自身も感染の危険に見舞われる。冬季感染症の代表であるインフルエンザはウイルスが手を介して鼻などの粘膜から人体に入り込み感染する。細菌やウイルスが移動するためにはヒトの手が格好の乗り物となる。手から手へと伝播される細菌やウイルスは無限に拡散する可能性がある。Aさん宅で医療行為をした後、その手のままで次にBさん宅を訪問すると、手に付着した細菌やウイルスをそのまま持ち運ぶことになる。そこで重要なのが手をきれいにすること、すなわち手指衛生である。

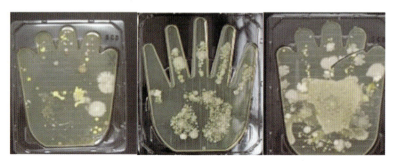

図1　手に付着した細菌たち　(手の写真)

1. 手指衛生の方法

　流水と石けんによる手洗いが主流であったが、2002年にCDCが発表した「医療現場における手指衛生のためのガイドライン」[4]の中で、流水と石けんによる手洗いよりも殺菌力が強く、時間も短時間で済むアルコールベースの手指消毒薬（擦式アルコール製剤）の使用が推奨された。病院だけではなく在宅や介護の現場でも擦式アルコール製剤を第1選択とするとよい。ただし、下痢や嘔吐のある利用者でノロウイルス感染症[5]が疑われる場合や、アルコール成分に抵抗を示す感染症の場合は、流水と石けんによる手洗いが有効である（**表1**）。

表1　流水と石けんによる手洗いが必要な場面

- 手指が目に見えて汚れている
- 血液やそのほかの体液が付着した
- 治療前の疥癬、シラミ症の利用者に触れた後
- 下痢や嘔吐でノロウイルスが疑われる　など

2. 手洗いの手順

　手洗いは6つの手順を踏むと効果的である。

　流水と石けんによる手洗いでは**図2**のように、①手指を水で十分濡らしてから石けんをとり手の平をこすり⑥まで順番に洗う。最後に流水でしっかり洗い流す。

　擦式アルコール製剤の場合は、手の平に広げ③の指先・爪の間をはじめに行い　①→②→④→⑤→⑥の順に擦り込む。

　手洗いの手順は利用者やその家族にも指導しておくとよい。そのためには利用者や家族がいつでも見ながらできるような簡単な手洗い手順のリーフレットなどを準備しておくと便利である。なお、濡れた手は乾いた手よりも多くの細菌を付着させているという報告[6]もあり、流水と石けんで手洗いした後はしっかりと水分を拭き取るようにする。

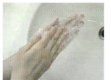 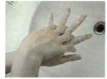 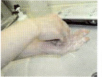 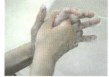

①手を水で濡らし石けんをつけ、手のひらをよくこする。　②手の甲をのばすようにこする。　③指先・爪の間を入念にこする。　④指の間を洗う。

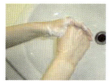 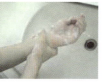 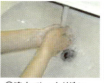

⑤親指と手のひらをねじり洗いする。　⑥手首も忘れずに洗う。　⑦流水でしっかり洗い流す。

手洗い後は、清潔なタオルやペーパータオルなどでしっかり水気をふき取りましょう。

図2　効果的な手洗い方法

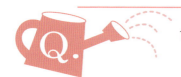

1. 在宅の現場で洗面所などを拝借しにくい場合は？

「目に見える汚染がない場合」は擦式アルコール製剤を擦り込むことが有効です。流水と石けんの場合は効果的な手洗いに約30秒以上必要ですが、擦式アルコール製剤は15秒ほど擦り込めば十分な効果が期待できます。時間も流水と石けんよりは短時間で済み、殺菌力は流水と石けんによる手洗いよりも強いです[7]。また、アルコールを主成分とするハンドジェル製剤を使用したほうが手の表皮の水分量が保持できます[8]。訪問するスタッフは擦式アルコール製剤を持ち歩くとよいでしょう。流水と石けんを用いた手洗い後の手拭きは、利用者ごとにタオルを替えるか、ペーパータオルを持参し、手洗い後の手を再汚染させないようにします。

【I. 総論】 感染管理の基礎知識

1 標準予防策

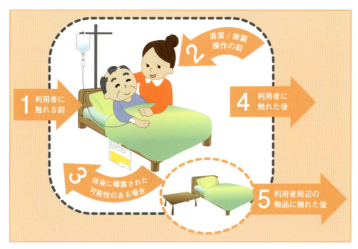

	場面	理由
1	利用者に触れる前	あなたの手指で運ばれる有害な病原菌から利用者を守るため
2	清潔・無菌操作の前	利用者自身を含み有害な病原菌が利用者の体内に入ることから利用者を守るため
3	体液に曝露された可能性のある場合	有害な利用者の病原菌からあなたと医療環境を守るため
4	利用者に触れた後	有害な利用者の病原菌からあなたと医療環境を守るため
5	利用者周辺の物品に触れた後	有害な利用者の病原菌からあなたと医療環境を守るため

図3　手指衛生5つの場面

3. 手指衛生のタイミング

　現在、手指衛生を行うタイミングはWHO（世界保健機関）による「私の手指衛生5つの瞬間（My five moments for hand hygiene）」[9]が推奨されている。手指衛生は**図3**に示す5つの場面において行う。

　在宅や介護の現場での具体的な場面であるが、「利用者に触れる前」は、利用者の検温前や触診前、リハビリで利用者に触れる前などが該当する。「清潔・無菌操作の前」は、尿道カテーテル留置前や採血前、吸引処置、経管栄養や食事の準備、食事介助などが該当する。「体液に曝露された可能性のある場合」は、排泄の介助や嘔吐物の処理、喀痰の処理などが該当する。「利

用者に触れた後」は、検温後や触診後、リハビリ終了時などが該当する。在宅では病院ほど多くの物品が利用者の周囲に置かれることは少ないが、利用者のベッドやベッド柵などの「利用者周辺の物品に触れた後」も手指衛生を行う。自身の業務を5つの場面に当てはめてみることが大切である。

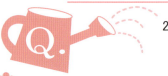

Q. 2. 利用者に触れる前に手をきれいにしようとしたら「汚いものに触れる」かのような誤解をされた場合は？

A. 手指衛生は利用者と訪問するスタッフの両者に感染予防の基本として必要であることをあらかじめ説明しておくことが重要です。利用者の家族にも利用者に処置を提供する場合には事前に手指衛生をするように指導します。利用者の手指衛生が難しい時は、アルコール含有のウエットティッシュなどが有効です。

文献

1) Garner JS, RN, MN, and the Hospital Infection Control Advisory Committee: Guidelines for Isolation Precautions in Hospitals.
 < https://wonder.cdc.gov/wonder/PrevGuid/p0000419/p0000419.asp >
2) 標準予防策.図解でわかる！みんなの感染対策キホンノート.Infection Control 秋季増刊 2014; 14-7.
3) 満田年宏, 訳・著：隔離予防策のための CDC ガイドライン－医療環境における感染性病原体の伝播予防 2007. 東京：ヴァンメディカル 2007; 57.
4) Boyce JM, Pittet D: Guideline for Hand Hygiene in Health-Care Settings. MMWR Recomm Rep 2002; 51(RR-16): 1-45.
5) CDC. Guideline for the Prevention and Control of Norovirus Gastroenteritis Outbreaks in Healthcare Settings 2011.
 < https://www.cdc.gov/infectioncontrol/guidelines/norovirus/index.html >
6) Patrick DR, Findon G, Miller TE: Residual moisture determines the level of touch-contact-associated bacterial transfer following hand washing. Epidemiol Infect 1997; 119(3): 319-25.
7) 満田年宏, 監訳：医療現場における手指衛生のための CDC ガイドライン Guideline for Hand Hygiene in Health-Care Settings. 東京：イマインターナショナル 2003.
8) Boyce JM, Kelliher S, Vallande N：Skin irritation and dryness associated with two hand-hygiene regimens: soap-and-water hand washing versus hand antisepsis with an alcoholic hand gel. Infect Control Hosp Epidemiol 2000; 21(7): 442-8.
9) World Health Organization: WHO Guidelines on Hand Hygiene in Health Care
 < http://whqlibdoc.who.int/publiactions/2009/9789241597906_eng.pdf >

【I. 総論】 感染管理の基礎知識

B 個人防護具

　在宅や介護の現場では利用者の褥瘡、浸出液がある皮膚疾患の処置、尿や便の検査のほか、採血や点滴、おむつ交換、尿道留置カテーテルの交換、喀痰で汚染されている気管カニューレやガーゼの交換など利用者の体液、分泌物、排泄物、血液などの湿性生体物質と接触するリスクがある。「隔離予防策のためのCDCガイドライン」[1]では個人防護具（PPE；personal protective equipment）は粘膜、気道、皮膚および衣服を病原体との接触から守るために、単独で、あるいは組み合わせて用いられる種々のバリアおよび呼吸器防護具とされている。標準予防策における個人防護具では、利用者の感染症の有無にかかわらず、湿性生体物質の曝露から自己を防御する意味で使用する。特に、褥瘡処置や気管カニューレから吹き出た喀痰で汚染されたガーゼの交換などは利用者の家族が行うこともある。下痢・嘔吐を主症状とする冬季感染症の代表であるノロウイルス感染症は、下痢便や嘔吐物の処理に手袋やマスクを必要とするが、それらが不十分な場合、ケアや処理をした家族に二次感染を起こす場合もある。訪問スタッフのみならず、家族に個人防護具の正しい装着・脱着方法などを指導することが大切である。なお、接触感染予防や飛沫感染予防など標準予防策に付加して行われる感染経路別予防策でも個人防護具を使用する。その装着手順などに相違はないため、ここでは在宅や介護の現場で必要とされる個人防護具として述べる。

1. 個人防護具の種類と使用目的、タイミング（図4、表2）

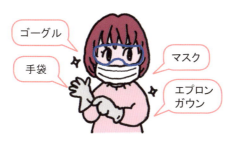

図4　個人防護具の種類（1）　（文献[1][2]を参考に作成）

表2 個人防護具の種類（2）

防護具の種類	使用目的	使用のタイミング
手袋	医療従事の手指の汚染を防ぐ	・血液、体液、粘膜、損傷した皮膚に接触する時 ・便や尿失禁等で汚染している可能性のある皮膚に接触する時 ・湿性生体物質で汚染された器具や環境表面を扱う時
マスク ゴーグル・フェイスシールド	・利用者由来の感染性物質との接触から医療従事者を保護する ・無菌技術を要する処置を行う際に、医療従事者が口や鼻に保菌している感染性病原体の曝露から利用者を守る ・利用者から他者への呼吸器由来の感染性分泌物の飛び散りを防ぐ（利用者が装着する） ・眼粘膜の保護 ・目や顔の保護	・血液・体液・分泌物や排泄物のはね返りやしぶきを浴びる可能性の高い処置や利用者のケアを行う時 ・マスク、ゴーグル、フェイスシールドは単独、または組み合わせて使用する
エプロン・ガウン	・医療従事者の腕および体の露出している部位の保護 ・感染の可能性のある物質による衣類の汚染を防ぐ	血液・体液・分泌物や排泄物のはね返りやしぶきを浴びる可能性の高い処置や利用者のケアを行う時

2. 個人防護具の装着・脱着手順と手指衛生

個人防護具は状況に合わせて選択するが、装着の順番と脱着の順番が異なるため、注意が必要である。

脱着する時は、一番汚染されている可能性のある手袋から脱ぐ。手袋には目に見えないピンホールなどにより手指が汚染されている可能性もあるため、「手袋をしているから安心！」と思わずに、脱いだ後も手指衛生が必要である。手技については図5～9を参考にされたい。

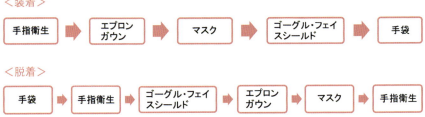

図5　装着の順番と脱着の順番

【I. 総論】 感染管理の基礎知識

1 標準予防策

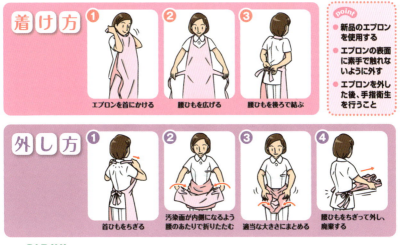

図6　エプロンの着け方と外し方（サラヤ株式会社より提供）

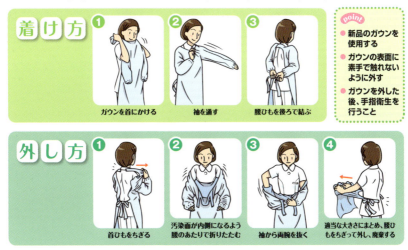

図7　ガウンの着け方と外し方（サラヤ株式会社より提供）

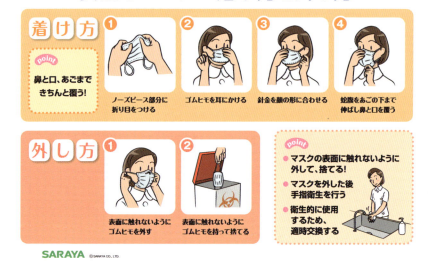

図8　マスクの着け方と外し方（サラヤ株式会社より提供）

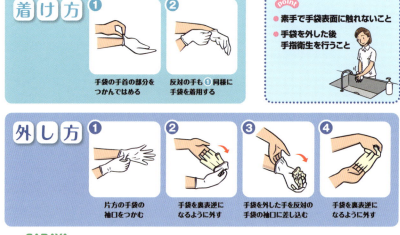

図9　手袋の着け方と外し方（サラヤ株式会社より提供）

【I. 総論】 感染管理の基礎知識

1 標準予防策

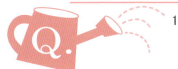

Q. 1. 1回で捨てるのはもったいないので、手袋は擦式アルコール製剤で消毒してから次の利用者にも使用していますが、手袋は毎回替える必要がありますか？

A. 基本的に手袋に限らず、個人防護具は単回使用です。手袋には血液や体液など感染性物質が付着している場合があります。手袋の表面からこれらに潜んでいる微生物を確実に除去することは不可能なうえ、目に見えない程度の穴が空いている場合もあります。また、在宅ではMRSAをはじめとする薬剤耐性菌を保菌している利用者もいます。人為的な研究で、手袋表面の消毒や洗浄は手袋を外した後の消毒や手洗いよりも細菌の培養率が高いことが報告されています[3]。よって手袋は利用者ごとに交換します。なお、利用者の褥瘡の処置と点滴がある場合も手袋が必要ですが、褥瘡の処置に用いた

在宅や介護の現場における個人防護具使用の具体的な例 （文献[4][5]を参考に作成）

	手袋	マスク	エプロン ガウン	備考
採血・点滴	○	○		
輸液の混注	○	○		
陰部洗浄	○		○	
おむつ交換	○		○	
褥瘡処置	○			
褥瘡の洗浄	○	○	○	目にまで飛び散りそうならゴーグル
嘔吐物の取扱い	○	○	○	
ストマのケア	○			
口腔ケア	○	○		歯ブラシで磨く際にはね返りを受けるためマスクをする
吸引	○	○	○	ユニホームが汚染されそうならエプロンをする
採尿パック内の尿の破棄	○			
浸出液が付着したガーゼの取扱い	○			
検体の取扱い時（尿や血液、便など）	○			

手袋で点滴をして感染を起こさないように、手袋を交換して清潔と不潔を交差させないようにします。家族が行う場合も同様に指導します。

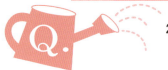

2. 家族にも個人防護具の装着が必要とされる場合がありますか？

家族が輸液の混注や処置を行う場合でも、手指に傷や損傷がある場合は手袋をはめて、手指についた細菌類を輸液に混入させない、自身の体に侵入させないようにします。

また、冬季感染症の代表であるノロウイルスは、嘔吐物などの乾燥によりふわふわと舞い上がります。家族であっても、素手で処理した場合、二次感染を起こすことがあります（塵埃感染という）。

このような場合を想定してあらかじめ個人防護具について指導しておきます。なお、訪問スタッフが個人防護具を装着すると不快感や重大な感染症でもあるのかと心配になる家族もいますので、手指衛生と同じく目的や必要用に応じて個人防護具を装着することを説明して理解を得る必要があります。

文 献

1) 満田年宏，訳・著：隔離予防策のためのCDCガイドライン－医療環境における感染性病原体の伝播予防2007. 東京：ヴァンメディカル 2007; 57-63.
2) 廣瀬千也子, 他：ICPテキスト 感染管理実践者のために. 大阪：メディカ出版 2006; 152-8.
3) Doebbeling BN, Pfaller MA, Houston AK, et al: Removal of nosocomial pathogens from the contaminated glove. Implications for glove reuse and handwashing. Ann Intern Med 1988; 109(5): 394-8.
4) 立花亜紀子：個人防護具. 感染対策はじめの一歩. Infection Control 2015; 24(4): 39-49.
5) 職業感染制御研究会：個人用防護具の手引きとカタログ集

C 患者ケア用の機器および器具／器材の取扱い

　在宅や介護の現場では病院に比較して患者ケア用の機器および器具／器材の種類や利用頻度は限られるが、褥瘡の処置に用いる物品にはじまり、栄養剤の注入に必要な物品、中心静脈栄養や点滴などに使用する針を取り扱っている。標準予防策における「患者ケア用の機器および器具／器材の取扱い」では処置やケアによって使用された器具／器材は血液・体液などが付着している可能性があるため、以下のことが記されている[1]。①湿性生体物質で汚染された患者に使用後の器具／器材は皮膚や粘膜曝露、衣類への汚染、他の患者や環境への微生物の伝播を防ぐ方法で扱う、②鑷子や処置に使用した再使用が可能な器具／器材は洗浄し、適切な方法で再処理するまではほかの患者に使用しない、③使い捨ての器具／器材は適切に破棄する。

　CDCガイドライン[2]では在宅医療において「耐久性のある医療機器が自宅から運び出される前に、肉眼で見える血液あるいは体液を除去することが望ましい。機器は洗浄、あるいは消毒剤を用いて現場で清潔にする」と記している。訪問宅から持ち出す際は自身や周囲環境を汚染しないように取扱いに注意する（**表3**）。在宅での洗浄や消毒、滅菌については、設備が整った病院と同様に行うことは困難である。そこで家庭内にあるものを上手く利用し、基本を踏まえつつ利用者や家族と共に安全で効率的な方法を考えることが大切である。

　取扱い者が（家族含む）在宅での点滴などの使用後の針で刺した場合は、血液由来の感染症（HBV、HCV、HIVなど）防止のために適切な処置が必要である。針刺し事故は標準予防策中の構成要素である「針刺し、切傷、皮膚粘膜曝露予防」で述べられる内容であるが、在宅における針刺し事故の可能性はゼロではないため、針刺し事故による感染リスクおよび対処方法についてはこの項で併せて述べる。なお、医療器材における洗浄・消毒・滅菌では使用目的と使用部位に対する感染の危険度に応じて処理を分類する「スポルディングの分類」（**表4**）という目安があるのでこの項で概説する。実際の在宅や介護の現場で使用される器具／器材や物品などの具体的な処理方法についてはⅡ-2 A（p.91）を参照されたい。

洗浄が不十分であると残存した有機物などで、消毒の効果が低下する。在宅では器具などを消毒して用いることがあるが、残存する有機物などで消毒の効果を妨害しないようにしっかり洗浄するよう指導することが大切である。

表3　洗浄・消毒・滅菌と用語の定義[3]

	用語の定義
洗浄	物体や環境表面から（有機物および無機物などの）目に見える汚れを除去すること
消毒	無生物上に存在する病原性微生物（細菌の芽胞を除く）の多くまたはすべてを除去すること
滅菌	すべてのタイプの微生物を死滅させる、あるいは除去すること

表4　スポルディングの分類（文献[3] [4]より作成）

器材の分類	処理	根拠	在宅での使用例
クリティカル 無菌組織や血液に挿入する器具	滅菌	芽胞を含むあらゆる微生物で汚染された場合に感染の危険度が高いため、すべて滅菌しなければならない	尿道留置カテーテル、中心静脈栄養用のポート、ヒューバー針
セミクリティカル 粘膜や傷のある皮膚に接触する器具	高水準消毒 中水準消毒	損傷していない正常粘膜は、細菌芽胞による感染には抵抗性があるが、結核菌やウイルスなど、そのほかの微生物に対しては感受性が高い	人工呼吸器の回路、超音波ネブライザー
ノンクリティカル 無傷の皮膚と接触するが粘膜とは接触しない器具	低水準消毒 洗浄	無傷の皮膚は通常、微生物に対して防御機能を有するため、無菌性は必要ない	脇下用の体温計、便器、尿器、陰部洗浄用のボトル

1. 血液由来病原体による感染予防

　訪問看護などで採血や点滴を行う場合、可能な限り、安全装置付きの針を使用する。安全装置の作動方法に不慣れゆえの操作ミスによる針刺しもあるため、操作方法は十分に理解して技術をマスターしておく必要がある。

　なお、使用後の注射針やインシュリンの針などは一般ごみとして廃棄すると第3者の針刺し事故を引き起こすため、処理については取扱者の家族にも十分に安全な方法を指導する。針入れ容器は非貫通性の容器を使用するよう指導し、携帯用針入れ容器の在宅管理も検討する。ペットボトルへの破棄は

貫通するため危険である。もちろん医療従事者は使用後の針を膿盆などに入れて持ち運ぶことはせず、携帯用針入れ容器を持参する（**表5、図10**）。

表5　針刺し時の感染リスク（文献5）6）より作成）

	感染リスク
B型肝炎ウイルス（HBV）	1〜30%
C型肝炎ウイルス（HCV）	1.8%
ヒト免疫不全ウイルス（HIV）	0.3%（粘膜曝露0.09%）

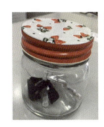
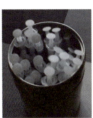

図10　使用後針入れ容器の例

2. 針刺し事故時の対応

　針刺し事故とは医療従事者が職務を行う上で注射針など鋭利なもので傷を受ける[7]ことをいうが、在宅の場合、自分以外の人に使用した針を誤って取扱者自身に刺してしまうこととしてよい。

　針刺し→流水と石けんで十分洗い流す→利用者の血液由来微生物の状況によって対処する。

　家族が針刺しをした場合でも利用者の血液由来微生物の状況によっては、検査が可能な病院やクリニックなど医療機関を受診するよう指導をする。

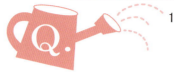

1. 利用者に使用した鑷子がありますが、CDC ガイドラインのように現場で清潔にすることができません。どうしたらよいでしょうか？

　処置の予定がある利用者の訪問時には常にビニル袋などを持参し、その中に入れて持ち帰るのがよいでしょう。取扱い時は自身が湿性生体物質に曝露されないよう必要に応じて個人防護具（手袋やエプロンなど）を装着します。

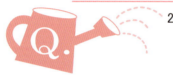

2. おむつ交換時に陰部の清潔のため、洗剤の空き容器でお湯をかけて流しています。使用後の容器は丁寧に水でゆすいで乾燥させていますが、洗う必要がありますか？

　在宅では洗剤の空き容器やシャワーボトルなど様々な物が代用されることがあります。これらは感染リスクの低いノンクリティカルに該当しますが、物品は市販の洗浄剤で柄の長いスポンジブラシやスポンジを用いて容器の内外を洗ったうえでゆすぎ、しっかり乾燥させましょう。水でゆすぐことは洗浄ではありませんので注意しましょう。

文献

1) 廣瀬千也子, 他：ICP テキスト 感染管理実践者のために. 大阪：メディカ出版 2006; 157.
2) 満田年宏, 訳・著：隔離予防策のための CDC ガイドライン－医療環境における感染性病原体の伝播予防 2007. 東京：ヴァンメディカル 2007; 70.
3) 満田年宏, 訳・著：医療施設における消毒と滅菌のための CDC ガイドライン 2008; 東京：ヴァンメディカル 2008; 20-1.
4) 日本看護協会：新人ナース・指導者必携！看護場面における感染防止. 東京：インターメディカ 2007; 30-3.
5) U.S. Public Health Service: Updated U.S. Public Health Service Guidelines for the Management of Occupational Exposures to HBV, HCV, and HIV and Recommendations for Postexposure Prophylaxis. MMWR 2001; 50(RR-11).
6) 職業感染研究会ホームページ＜ http://jrgoicp.umin.ac.jp/index_infection.html ＞
7) 廣瀬千也子, 他：ICP テキスト 感染管理実践者のために. 大阪：メディカ出版 2006; 238.

D 咳エチケット

　冬季になると市中のあちらこちらで「咳エチケット」という言葉を目にする。「エチケット」とは、日本大百科全書（ニッポニカ）[1]によると「礼儀作法のこと」と解説されている。しかし、標準予防策における「咳エチケット」は単に「礼儀作法」に終わってはならない。呼吸器衛生／咳エチケットは2003年に重症急性呼吸器症候群（SARS）が世界的に蔓延したことを受け、2007年に標準予防策の新たな要素としてCDCガイドライン[2]に正式に追加された。本対策は伝染性の呼吸器感染症の診断を受けていない患者、付き添いの家族や友人を対象としたもので、医療施設に来院した時に咳やくしゃみを介した感染を低減させるため、ポスターの掲示や患者・面会者に対する教育・啓発とともに、咳やくしゃみの際には口や鼻をマスクやティッシュで覆う、使用済みのティッシュはすぐに捨てる、喀痰などの呼吸器の分泌物に手が触れた後は手指衛生を行うというものである。なお、これらの症状を有する受診者にはマスクを着用してもらうことも含まれている。標準予防策では汗以外の湿性生体物質は感染のリスクがあるとして扱うため、すべての人の咳やくしゃみ、鼻水には「咳エチケット」の徹底が重要であり、いつ発生するかわからない未知の呼吸器感染症に注意する必要がある。CDCガイドラインには呼吸器衛生／咳エチケットと記されているが「咳エチケット」ととらえてよいと考える。

1. 在宅や介護の現場における咳エチケットの意義（図11、12）

　在宅や介護の現場では病院のように出入りする患者や家族、面会者が多いわけではなく、咳やくしゃみに曝露される機会は限られるが、利用者の感染症が訪問時には不明な場合も多い。咳やくしゃみによる飛沫（しぶき）は1〜1.5 mほど飛散する。飛散された細菌やウイルスは、周囲の人の手のよく触れるところに付着して、人の手を介してさらに拡散し、家族などの感染リスクを高める。細菌やウイルスを飛散させないため「咳エチケット」は訪問スタッフのみならず家族にとっても必須である。

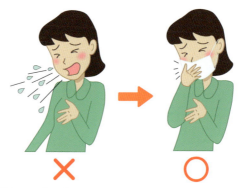

図11　咳やくしゃみはマスクやティッシュで覆う

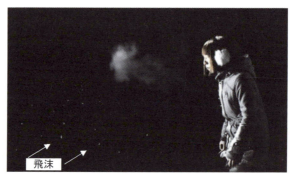

図12　咳やくしゃみが飛散する様子（文献[3]より引用）

2. 在宅での咳エチケットが必要な場面
- 利用者が咳やくしゃみをしている。
- 利用者の介護をしている家族が咳やくしゃみをしている。
- 訪問するスタッフが咳やくしゃみをしている（ただし、この場合は利用者やその家族に感染させないために訪問しないのが原則）。

【I. 総論】 感染管理の基礎知識

1　標準予防策

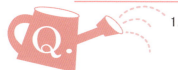

1. 2日目前の訪問時は大丈夫でしたが、本日訪問したら利用者が咳をしていました。介護していた家族も咳をしていましたが、マスクの持ち合わせがなく、そのままケアをして帰ってきました。何か気を付けることはありますか？

可能であれば利用者や家族にマスクの装着を依頼します。家にない場合は、すぐに家の近くの薬局やコンビニなどに買いに行くように依頼します。先述のように咳やくしゃみによる飛沫は1～1.5mくらい飛散します。この範囲内で咳やくしゃみなどを直接受けていない場合は、感染する可能性は高くはありませんが、人の手のよく触れるところに細菌やウイルスが付着していることがあります。例えば、インフルエンザウイルスは湿度や温度などの条件によっても異なりますが、環境中で2～8時間は生存が可能です[4]。訪問スタッフの手指に付着したウイルスなどで自身が感染したり、他の利用者の居宅へ持ち込まないように手指衛生を必ず行いましょう。また、インフルエンザは1～2日間の潜伏期間がありますので、その間は自身の症状を綿密に観察します。ゆえに訪問時は常にマスク（サージカル）を持参するようにしましょう。

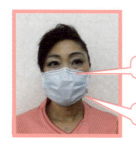

鼻の形に合わせる

プリーツを伸ばし顎の下まで覆う

マスクの装着の仕方

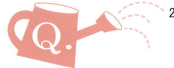

2. 在宅で母を介護しています。訪問リハビリサービスを受けていますが、スタッフが咳をしています。マスクを装着せずにリハビリを開始しました。お世話になっているので、「マスクして下さい」とはなかなか言いにくいです。どうしたらよいでしょうか？

基本的に訪問スタッフは感染管理の基礎を学び「咳エチケット」についての知識が要求されます。しかし全てのスタッフが習熟しているとは限りません。このような場合は、そっと訪問スタッフに「マスクをどうぞ」と言って差し出すのがよいかもしれません。しかし、医療従事者に対してはきちんと「咳エチケットというのを聞いたことがあるのですが」と話してみてください。訪問される側も「咳エチケット」についての知識を持っておくことが望ましいです。

文 献

1) コトバンク：エチケットとは． < https://kotobank.jp/word/%E3%82%A8%E3%83%81%E3%82%B1%E3%83%83%E3%83%88-445121#E5.A4.A7.E8.BE.9E.E6.9E.97.20.E7.AC.AC.E4.B8.89.E7.89.88 >
2) 満田年宏訳・著．隔離予防策のためのCDCガイドライン－医療環境における感染性病原体の伝播予防 2007. 東京：ヴァンメディカル 2007.
3) マスク着用の重要性（インフルエンザをうつさないために）厚労省 < https://www.youtube.com/watch?v=9Mkb4TMT_Cc >
4) CDC "2009 H1N1 Flu ("Swine Flu") and You". Contamination & Cleaning. < http://www.cdc.gov/H1N1flu/qa.htm >

【I. 総論】 感染管理の基礎知識

2. 感染経路別予防策

　感染症の広がりをおさえるためには、ばい菌ごと、または病気ごとに合わせた対策を行うことが重要である。前項目の標準予防策に加えて、特定のばい菌や病気を対象に感染経路別予防策を実施する[1)2)]。感染経路別予防策は、接触感染予防策・飛沫感染予防策・空気感染予防策の3種類があり、ばい菌によっては単独の感染経路別予防策でなく、複数の対策を組み合わせることがある（例：水痘の場合、空気感染予防策＋接触感染予防策＋標準予防策、図13）。いずれも隔離（原則）＋感染経路を断つことを目的とした対策を行うが、本項目ではこれらについて記載する。

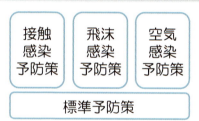

図13　標準予防策±感染経路別予防策
（必要に応じて、複数の経路別予防策を組み合わせる）

A　感染経路別予防策の内容

標準予防策に加えて、特定のばい菌については下記の感染予防策をとる。

1. 接触感染予防策

ばい菌に直接、またはモノなどを介して間接的に接触することで起こる感染を防ぐ。

2. 飛沫感染予防策

咳やくしゃみにより発生する、ばい菌を含んだ飛沫（直径：5μmより大き

いもの）を吸入することで起こる感染を防ぐ。比較的大きい粒子であり、通常、利用者の周囲 1 〜 2 m 程度しか飛散しない。このため、対象利用者の 2 m 以内が飛沫感染予防策の対象エリアとなる。

3. 空気感染予防策

ばい菌を含んだ飛沫核（直径：5μm 以下）による感染を防ぐ。直径：5μm より大きい飛沫と異なり、小さい粒子のため、空気中にただよっている。このため、特別な空調管理（陰圧室）が必要となり、ばい菌が部屋から出てしまわないように、廊下から部屋の中に空気が流れるようにしておく。陰圧室は廊下と比較して、2.5 パスカル（0.01 インチ（水位計））陰圧にする。また、陰圧室の空気を入れ替えるための換気条件として、外気量（外気の 1 時間当たりの取り入れ回数）は 2 回以上、全風量（1 時間当たりの換気回数）：12 回以上とすることが推奨されている[3]。

感染経路のイメージを**図 14** に、具体的な対応を**表 6** に整理した。

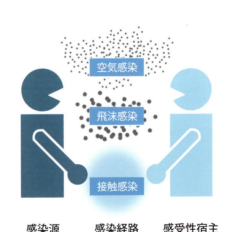

図 14　感染経路のイメージ
https://ds-pharma.jp/gakujutsu/contents/handbook/control/ より引用

表6 感染経路別予防策の具体的な対応

	接触感染予防策	飛沫感染予防策	空気感染予防策
個人防護具	手袋・エプロン（ガウン）	マスク	N95マスク
物品の扱い	可能な限り患者専用	通常通り	通常通り
清掃	ドアノブやベッド柵などの高頻度接触面は1日1回以上清掃	通常通り	通常通り（N95マスク着用）
訪問スタッフ	通常通り	流行性耳下腺炎（ムンプス）、風疹：免疫のある訪問スタッフが対応	麻疹、水痘、播種性帯状疱疹：免疫のある訪問スタッフが対応

微生物によっては、複数の感染経路別予防策を組み合わせる場合もある。

B 感染経路別予防策が必要となるばい菌や病気

3つの予防策について、対象を**表7～12**にまとめた[1]。複数の対策を組み合わせる場合がある（**表10～12**）。

表7 接触感染予防策が必要な場合

- 結膜炎（急性ウイルス性、出血性）、主なウイルス：アデノウイルス、エンテロウイルス、コクサッキーウイルス
- *Clostridium difficile*（*Clostridioides difficile*）による腸炎
- ロタウイルスによる胃腸炎
- 単純ヘルペス
- ヒトメタニューモウイルス
- 膿痂疹、とびひ
- 頭部のシラミ寄生症（※体・陰部のシラミ寄生症は標準予防策で対応）
- 多剤耐性菌（MRSA、VRE、ESBL産生菌など）
- RSウイルスによる感染症
- 疥癬
- 先天性風疹
- 皮膚ジフテリア
- 小児のブドウ球菌によるせつ腫症
- A型肝炎（おむつ使用または失禁）
- 小児のパラインフルエンザウイルスによる呼吸器感染症
- ポリオ
- 広範囲の褥瘡性潰瘍
- 牛痘
- リッター病（ブドウ球菌性熱傷様皮膚症候群）

※ MRSA：Methicillin-resistant *Staphylococcus aureus*、VRE：Vancomycin Resistant Enterococci、ESBL：Extended spectrum β lactamase

表8　飛沫感染予防策が必要な場合

- インフルエンザウイルス
- *Haemophilus influenzae* type b の髄膜炎
- 髄膜炎菌による sepsis、肺炎、髄膜炎
- おたふくかぜ（伝染性耳下腺炎）
- マイコプラズマ肺炎
- 百日咳
- ライノウイルス
- 風疹（先天性風疹）
- A 群連鎖球菌による肺炎、侵襲性感染症
- 咽頭ジフテリア
- *Haemophilus influenzae* type b による喉頭蓋炎
- パルボウイルス B19（伝染性紅斑；りんご病）
- 肺ペスト
- 小児の *Haemophilus influenzae* type b による肺炎
- 小児の A 群連鎖球菌の肺炎
- 出血熱（ラッサ、エボラ、マールブルグ、クリミアコンゴ）

表9　空気感染予防策が必要な場合

- 麻疹（はしか）
- 結核（肺）

表10　接触＋飛沫感染予防策が必要な場合

- アデノウイルスによる肺炎
- 広範囲の皮膚、創部、熱傷の A 群連鎖球菌感染症

表11　接触＋空気感染予防策が必要な場合

- 水痘、播種性帯状疱疹、または免疫不全患者の限局性病変
- 結核（肺外の排膿性病変）

表12　接触＋飛沫＋空気感染予防策が必要な場合

- SARS（Severe acute respiratory syndrome）

C その他

　接触感染予防策、飛沫感染予防策に関しては、常にマスク、手袋、エプロン（ガウン）を使用すれば、自分の身は守れるかもしれない。今回は医療機関において望まれる理想を中心に記載したが、利用者本人・同居家族などが自宅で、どこまでできるかは、個々のケースに合わせながら検討していく必要がある。また、現実的な対応として、感染経路別予防策が必要とされるばい菌や病気が明らかな場合は、最後に訪問することを考慮する。

　必要な対策が取れるように医療機関との連携も重要であると共に、感染経路別予防策が必要な利用者を漏れなく把握できる体制を整えておくことも重要となる。

D おわりに

　マンパワーや医療資源に限りのある在宅の現場では、医療施設で求められる対策と同レベルの対応を行うことは困難な場合がある。状況に応じて、利用者や利用者家族に対する配慮も必要である。

　また、病気別、ばい菌別だけでなく利用者個々の状況に合わせて、求められる対応が変わるため、すべての対応を把握しておくことは難しい。

　在宅医療における感染経路別予防策は手袋・マスクまたはN95マスク・ガウンを使用した対応が中心となるが、自分から他の利用者にばい菌を広げないように意識していただきたい。

文献

1) Siegel JD, Rhinehart E, Jackson M, Chiarello L; Health Care Infection Control Practices Advisory Committee: 2007 Guideline for Isolation Precautions: Preventing Transmission of Infectious Agents in Health Care Settings. Am J Infect Control 2007; 35(10 Suppl 2): S65-164.
2)【指導用コンテンツ ダウンロードつき 地域連携に使える!"はじめてさん"の感染対策マニュアル　療養型病院、高齢者施設、単科病院・施設、在宅医療など】Infection Control（0919-1011）2017 夏季増刊
3) 日本医療福祉設備協会：病院空調設備の設計・管理指針：HEAS-02-2004

【I. 総論】 感染管理の基礎知識

3. 病原体の基礎知識と感染管理

2016年4月に日本の薬剤耐性（AMR）対策アクションプランが策定され、AMR対策の6分野（①普及啓発・教育、②動向調査・監視、③感染予防・管理、④抗微生物剤の適正使用、⑤研究開発、⑥国際協力）が大項目として掲げられた。そのうち、②動向調査・監視には医療・介護分野における薬剤耐性に関する動向調査の強化が、③感染予防・管理には医療、介護における感染予防・管理と地域連携の推進が示され、介護にも感染症や薬剤耐性菌の拡大防止や医療との感染対策の地域連携が求められている。

本項では、介護で注意すべき病原体や感染対策の地域連携で必要となる薬剤耐性菌の基礎知識と感染管理について解説する。

A 疥癬

1. 基礎知識

疥癬は、直径0.4 mmのヒゼンダニが皮膚の角質層に寄生することで発症する。疥癬の主症状は皮膚病変や瘙痒であり、ヒゼンダニの虫体や糞、脱被殻などに対するアレルギー反応によって生じる。わが国では、昭和50(1975)年頃の海外旅行者の増加に伴い、性感染症として20代の男女を中心に流行が始まり[1]、平成2(1990)年以降にはその流行が60代以上に移行して、高齢者の多い施設や病院での感染が増加した。近年、高齢者と接点のある看護師や介護士などを介して、その家族などへの感染が増加している[2,3]。また、保育園や会社の便座を介した集団発生も報告されている[4,5]。

表13に疥癬の病型を示す。疥癬には通常疥癬と感染力の強い角化型疥癬がある。通常疥癬は、感染直後には全く症状がないが、感染後約4～6週間でヒゼンダニが増殖し、虫体や糞、脱皮殻などに対するアレルギー反応によって激しい痒みが生じる。角化型疥癬は、多数のヒゼンダニが感染するので、

表13　疥癬の病型

病型	通常疥癬	角化型疥癬
ヒゼンダニの数	患者の半数例で5匹以下	100〜200万匹
感染力	弱い	強い
患者の免疫力	正常	低下
潜伏期間	約4〜6週間	数日（約4〜5日間）
主な症状	疥癬トンネル、赤いブツブツ（紅斑性丘疹、赤褐色結節）、瘙痒は強い（図1）。	灰色から黄白色の厚く牡蛎殻様に肥厚した角質増殖（厚い垢が増えたような状態）。瘙痒は個人差がありまったくない場合もある。

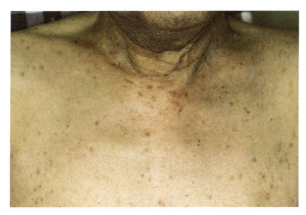

図15　体幹の痒疹丘疹
（北里大学医学部皮膚科　安藝良一先生のご厚意により掲載）

潜伏期間が約4〜5日間と非常に短期間である。また、患者から剥がれ落ちた鱗屑や痂皮に多数のヒゼンダニが存在するので集団感染の危険性が高い。角化型疥癬患者の背景には免疫学的異常など種々の基礎疾患があり、ステロイド剤の内服や注射などの全身投与や外用なども重症化の一因となる（**図15**）。

2. 感染経路[6]

　ヒゼンダニは乾燥に弱く、ヒトの体温より低い温度では動きが鈍く、16℃でほぼ動かなくなる。さらに、皮膚から離れると2〜3時間程度で死滅するので、感染経路は専らヒトとヒトとの接触感染である。

通常疥癬は、長い時間患者の肌に直接的な接触（直接感染）を行うことで感染するが、日常生活で患者と数時間並んで座った程度で感染することはほとんどない。しかし、患者が使用した寝具に時間をおかず接触した場合は間接的な接触（間接感染）でも感染することがある。

　角化型疥癬は、感染力が強いので家族内、病院、および集団生活を行う施設などで直接感染、もしくは間接感染する。特に集団生活の場である高齢者福祉施設や養護施設などでは、一人の角化型疥癬患者の入所で集団発生の危険が生じる。

3. 検査と診断

　通常疥癬は、疥癬トンネルのある部位から虫体、卵を検出する。疥癬トンネルをダーモスコープで見ると、トンネルの先端の少し先に虫体が認められることが多く、これをメスで削り取り、顕微鏡で観察する（**図16**）。トンネルが見られない場合は、小水疱、痂皮を顕微鏡で観察すると虫体を検出することができる。なお、検査が陰性であっても皮膚症状や瘙痒が治まるまで、数週間ごとに繰り返し検査を行う。

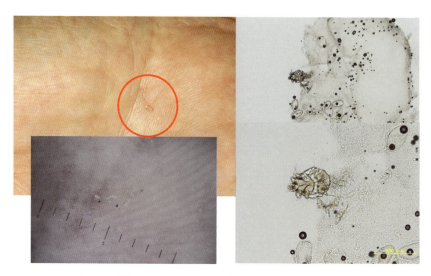

図16　手掌の疥癬トンネルをダーモスコープでみたもの、
　　　鏡検で疥癬の虫体、虫卵とも陽性
（北里大学医学部皮膚科　安藝良一先生のご厚意により掲載）

4. 感染対策

　通常疥癬は標準予防策、角化型疥癬は標準予防策＋接触感染予防策である。通常疥癬は介護前に手指衛生（手指に汚れがない場合は擦式アルコール製剤による手指消毒、手指に汚れがある場合は石けんと流水による手洗い）、介護後は石けんと流水による手洗いを行う。角化型疥癬は入室前、かつ患者や周囲環境に接触する前に手指衛生を行い、防護具をエプロン→手袋の順に着用した後に介護を開始する。介護後は使用した手袋→手指衛生→エプロンの順に脱衣し、退室前に破棄する。その後、石けんと流水による手洗いを行う。

　通常疥癬でも共用の洋式便座は患者の使用後に清拭した方が望ましい。また、長時間密着して介護する場合などはエプロン・手袋を着用する。角化型疥癬の場合は、患者の隔離、介護者はエプロン・手袋を着用、洗濯物の熱処理（50℃、10分）などを行う。

　使用した布団やマットは病型を問わず、布団乾燥機にかけるか天日干し、または袋に入れて1〜2週間放置する。日常清掃は、患者周囲の環境を水拭きするかフィルター付きの掃除機を使用する。同居者には病型を問わず、治療開始から最低8時間は患者との身体的接触を行わないこと、タオルや寝具を共有しないこと、早めに医療機関を受診し、予防治療を受けるなどの指導を行う。なお、詳細については日本皮膚科学会疥癬診療ガイドライン（第3版）[7]を参考にして頂きたい。

5. 治療

　表14に主な治療薬剤[8]を示す。外用薬は正常なところも含めてムラがないように塗る。また、痒みに対しては痒み止めの内服薬を用いる。治癒判定は、治療終了後、1週間間隔で2回連続してヒゼンダニを検出せず、疥癬トンネルなど疥癬に特徴的な皮疹の新生がない場合とする。さらに、通常疥癬の場合はヒゼンダニの潜伏期間が約4〜6週間なので、最後の観察より1ヵ月後に最終治癒判定を行う必要がある。イベルメクチン（ストロメクトール）投与例では2〜4ヵ月後の再燃が報告されているので[9,10]、数ヵ月後まで経過観察する。

表14 疥癬の主な治療薬剤

		保険	一般名（商品名）	薬理作用	副作用
内服		適用	イベルメクチン（ストロメクトール）	神経細胞のCl⁻チャンネルに主に作用	瘙痒の一過性増悪、AST・ALT・総ビリルビン値上昇、中毒性表皮壊死症など
外用		適用	フェノトリン（スミスリン）	神経細胞のNa⁺チャンネルに主に作用	皮膚炎、AST・ALT上昇など
		適用	イオウ（硫黄軟膏）	直接、間接的に殺菌、殺虫効果を示す	皮脂欠乏性皮膚炎など
			有機イオウ（チアントール軟膏）		
		適用外（診療報酬の審査上は容認）	クロタミトン（オイラックス）	不明	熱感、刺激症状、接触皮膚炎など
		特殊製剤のため患者へのインフォームドコンセントが必要	安息香酸ベンジル（なし）	不明	中枢神経障害、皮膚刺激感など

文献

1) 大滝倫子:疥癬対策パーフェクトガイド 疥癬の歴史 30年周期について.東京:秀潤社 2008; 30-41.
2) 神戸有希,加藤卓朗:新生児の疥癬.皮膚臨床 2007; 49(11): 1331-3.
3) 湯川まみ,谷口裕子,滝野長平,他:エアコン取り付け工事業者より家族8人とそのうち1人の婚約者に感染した疥癬.臨皮 2008; 62(10): 729-31.
4) 牧上久仁子,大滝倫子,石井則久:園児間で伝播した保育園感染集団感染例.皮膚科の臨床 2009; 51(13): 1843-6.
5) 相馬かおり,川瀬正昭,江藤隆史:会社内トイレの暖房便座を介しての感染が疑われた疥癬の症例.日臨皮医誌 2013; 30(4): 441-3.
6) 谷口裕子,大滝倫子:話題の感染症 疥癬.モダンメディア 2015; 61(5): 15-9.
7) 日本皮膚科学会疥癬診療ガイドライン策定委員会:日本皮膚科学会疥癬診療ガイドライン（第3版）.日皮会誌 2015; 125(11): 2023-48.
8) 国立感染症研究所HP: https://www.niid.go.jp/niid/ja/diseases/a/yellow-fever/392-encyclopedia/380-itch-intro.html(2017.9.5 Access)
9) 大滝倫子,谷口裕子,牧上久仁子:高齢者施設での疥癬の集団発生に対するイベルメクチンの治療効果.臨皮 2005; 59(7): 692-8.
10) Makigami K, Ohtaki N, Ishii N, et al: Risk factors for recurrence of scabies: a retrospective study of scabies patients in a long-term care hospital. J Dermatol, 2011; 38: 874-9.

B インフルエンザ

1. 基礎知識（図17）

　インフルエンザは毎年流行を繰り返すが、特に流行年度には高齢者を中心に死亡者数が増加する。近年、高齢者の肺炎だけでなく、乳幼児のインフルエンザ脳症の合併症などからもインフルエンザの重要性に対する認識が高まってきた[1]。なお、一部自己負担であるが高齢者にはインフルエンザワクチンの勧奨接種が推奨されている。

　インフルエンザウイルスはA型、B型、C型に分類され、ヒトに感染を起こすのはA型とB型である。A型はウイルスの表面にHAとNAの2種類の糖蛋白突起（HA：ヘマグルチニン、NA：ノイラミニダーゼ）があり、その違いによって亜型に分類される。HAは16種類、NAは9種類が存在し、これらの組合せにより亜型が144種類（H1N1～H16N9）となり、ヒト、トリ、ブタやクジラなどの宿主に分布する。なお、B型はヒトのみ、C型はヒト、ブタを宿主とするが、C型は病原性が弱く、臨床的に問題となることは少ないとされている[2～4]。

　インフルエンザウイルスは水鳥の腸管内に常在し、抗原性をわずかに変化させる小変異を繰り返し、数十年ごとに大流行をもたらす。現在までの大流行は、大正7(1918)年のスペインかぜ(H1N1)、昭和32（1957）年のアジアかぜ(H2N2)、昭和43（1968）年の香港かぜ(H3N2)、昭和52（1977）年のソ連かぜ(H1N1/USSR)、平成21（2009）年のインフルエンザA(H1N1)pdm09である。また、強毒性の新型インフルエンザ（高病原性鳥インフルエンザ：H5N1)、平成25（2013）年4月にWHOが中国でヒトへの感染があったことを初めて公表した鳥インフルエンザ(H7N9)の流行が危惧されている。最近のインフルエンザの流行株は、主にA型のH3N2、H1N1、およびB型の3種類である[5]。かつては「低温、低湿を好み、寒い時期に流行する。」とされていたが、現在は季節にかかわらず夏でも流行する。

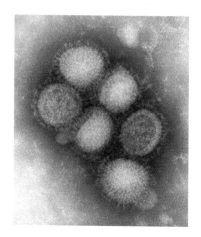

図17 インフルエンザウイルスの透過型電子顕微鏡画像

(Centers for Disease Control and Prevention (CDC): Influenza virus A.; https://phil.cdc.gov/phil/details.asp?pid=11212 (29.09.13, Access))

2. 感染経路

感染者のくしゃみや咳嗽を介する飛沫感染である。他の感染経路として飛沫が付着した環境を介する接触感染が疑われている。潜伏期間は1〜3日、感染期間は発症後3日程度までが強いとされている。

3. 検査と診断

検査には鼻腔・咽頭ぬぐいを用いた迅速診断キット（A型、B型）が使用される。発症直後に迅速診断キットが陰性であっても、翌日に再度迅速診断キットで確認検査を行う。

診断は患者の症状や検査結果、インフルエンザの流行状況や罹患者との接触歴などによる。なお、インフルエンザウイルスによる病態は気道感染症であるが、通常の風邪とは異なり、全身症状（発熱、鼻汁、咳嗽、倦怠感、および関節痛）が著しいのが特徴である。

4. 感染対策

標準予防策＋飛沫感染予防策である。患者に接触する前に手指衛生（手指に汚れがない場合は擦式アルコール製剤による手指消毒、手指に汚れがある場合は石けんと流水による手洗い）を行い、サージカルマスク（マスク）を

着用した後に介護を開始する。介護後は手指衛生後にマスクを外し、再び手指衛生を行う。

　喀痰吸引や口腔ケアなどを行う際は接触感染予防策を併用する。作業前に手指衛生を行い、防護具をエプロン→マスク→ゴーグル→手袋の順に着用した後に作業を開始する。作業後は使用した手袋を外した後に手指衛生を行い、ゴーグル→エプロン→マスクの順に脱衣した後、再び手指衛生を行う。

　インフルエンザ様症状を呈する者には、早急な対応を取ることで、二次感染を防止できる。疑う症状とは、発熱、感冒様症状（咽頭痛、咳、鼻汁、倦怠感など）、頭痛、腰痛、関節痛、筋肉痛などであるが、インフルエンザワクチン接種者は症状が軽いことがあるので注意が必要である。なお、インフルエンザ様症状を呈する者が病院を受診する際は、疑い患者にマスクを着用させて、可能であれば他の患者と離れた場所で待機する。介護者は毎年インフルエンザワクチンを接種すること、発症時の就業制限（発熱後5日間、かつ解熱後48時間、発熱日を0日とする）や予防内服などの適応などをあらかじめ決めておくことが望ましい。

5. 治療

　表15に抗インフルエンザ薬の薬品名など示す。治療は、対症療法と状況に応じて抗インフルエンザ薬を投与する。発症後48時間以内の投与が有効である。好発年齢は学童であるが、流行は乳児および高齢者に影響をもたらす。報告される死亡者の80～90％を65歳以上の高齢者が占めている。最近では幼児、小児例で臨床経過中に脳炎、脳症を発症した死亡例が注目され、中でも解熱剤のジクロフェナクナトリウム（ボルタレン）や、メフェナム酸（ポンタール）との関連が注目されている。そのため解熱剤としてはアセトアミノフェン（カロナール）が推奨される。

表15　抗インフルエンザ薬の薬品名など

薬品名	適応	副作用
塩酸アマンタジン （シンメトレル：経口）	A型	不眠、ふらつき、集中力低下、易疲労感、食欲不振、嘔気
オセルタミビル （タミフル：経口）	A・B型	悪心、嘔吐
ザナミビル （リレンザ：吸入）	A・B型	下痢、発疹、悪心・嘔吐、嗅覚障害、稀に喘息や慢性閉塞性肺疾患患者で気道痙攣誘発あり
ペラミビル水和物 （ラピアクタ：点滴）	A・B型	下痢、好中球減少、蛋白尿 ※経口投与や吸入が行えない患者および重篤な患者に使用する
ラニナミビル （イナビル：吸入）	A・B型	下痢、悪心、ALT上昇、胃腸炎、稀に喘息や慢性閉塞性肺疾患患者で気道痙攣誘発あり

文献

1) CDC: Prevention and control of influenza : recommendations of Advisory Committee on Immunization Practices（ACIP）, MMWR 2008; 57: 1-60.
2) 竹田 誠：11．オルトミクソウイルス科．戸田新細菌学改訂34版．東京：南山堂　2013; 643-53.
3) 山田雅夫：第4章．ウイルスの種類と分類．医科ウイルス学改訂第3版．東京：南江堂 2009; 333-42.
4) 青木洋介："ウイルス感染症"感染制御学．矢野邦夫, 他編．東京：文光堂 2015; 97-117.
5) 国立感染症研究所．インフルエンザウイルス流行株抗原性解析と遺伝子系統樹 2017年2月24日：https://www.niid.go.jp/niid/ja/flu-m/flutoppage/2382-flu/flu-antigen-phylogeny/7100-2017-2-24.html（2017.9.5 Access）

C ノロウイルス

1. 基礎知識（図18）

　ノロウイルスは、直径38nmの小型球形のRNAウイルスである。ノロウイルスは世界各地に分布し、乳幼児から高齢者に至るあらゆる年齢層に感染する。平成27（2015）年の時点でノロウイルスにはGI～GVIIの遺伝子群（genogroup）が存在し、そのうちヒトに病原性を示すのはおもにGIとGIIで、GIは9、GIIは22の遺伝子型（geno type）に細分されている[1,2]。近年、最も検出頻度の高い遺伝子型はGII/4である。ノロウイルスは、アルコールに対

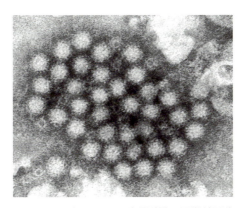

図18 ノロウイルスの透過型電子顕微鏡画像
(Centers for Disease Control and Prevention (CDC): Noro virus.;
https://phil.cdc.gov/phil/details.asp?pid=10705 (29.09.13, Access))

する抵抗性が強いので次亜塩素酸ナトリウムを用いた消毒が有効である。

　ノロウイルスは、感染者の吐物や糞便中に数百万〜数億個存在するが、感染の成立に必要な個数はわずか10〜100個程度なので非常に強い感染力を有している。なお、潜伏期間は12〜72時間（多くは24〜48時間）とされている。

　主症状は嘔気、嘔吐、下痢であり、発熱、腹痛、頭痛などを伴うこともある。一般に重症化する例は少なく、通常1〜3日で症状は消失するが、抵抗力の弱い乳幼児や高齢者等の脱水、嘔吐時の窒息には注意が必要である。症状消失後も数日間は糞便中にウイルスが排出され、中には約2ヵ月間糞便からノロウイルスが検出された報告もある[3]。

2. 感染経路

　ノロウイルスに汚染された牡蠣などの二枚貝を生食または加熱不十分で喫食することによって感染する経路（経口感染）、調理従事者の手指や調理器具などに付着したノロウイルスから感染が広がる経路（接触感染、相互感染）、発症者の吐物等によりヒトからヒトへ直接感染する経路（飛沫感染、接触感染）、および乾燥した吐物が舞い上がり感染する経路（塵埃感染）[4]などがあり、二次感染の防止が重要である。食材に対する感染予防は食材の完全加熱処理である。食材の中心温度は85℃で1分間以上、85〜90℃で90秒以上[5]の加熱が推奨されている。

3. 検査と診断

　検査と診断には吐物や糞便を用いたノロウイルス迅速診断キットが使用される。しかし、迅速診断キットが陰性であっても、検出感度が7割程度なのでノロウイルスの存在を完全に否定することはできない。また、陰性化した結果を感染対策の解除基準に用いてはいけない。なお、迅速診断キットの使用には診療報酬算定上の年齢制限（3歳未満、65歳以上の患者のみ）がある。

4. 感染対策

　標準予防策＋接触感染予防策である。嘔吐が激しい場合は飛沫感染予防策の併用が必要となる。

　介護前に手指衛生（手指に汚れがない場合は擦式アルコール製剤による手指消毒、手指に汚れがある場合は石けんと流水による手洗い）を行い、防護具をエプロン→マスク→ゴーグル→手袋の順に着用した後に介護を開始する。介護後は使用した手袋を外した後に石けんと流水による手洗いを行い、ゴーグル→エプロン→マスクの順に脱衣した後、再び石けんと流水による手洗いを行う。

　患者の吐物や糞便（感染源）の処理、感染源で汚染された箇所の清掃にも標準予防策＋接触感染予防策＋飛沫感染予防策を行う。防護具を前述の順に着用し、感染源で汚染された箇所やトイレなど、汚染区域をすばやく特定する。その後、感染源中のウイルスが飛び散らないようにペーパータオルなどで外側から中央に向けて静かに拭き取る。その際はウイルスの運搬を避けるために、特に履物の裏に付着させないように注意する。ノロウイルス感染者の吐物や糞便が付着したオムツなどは速やかにビニール袋に入れ密閉して廃棄する。

　感染源を取り除いた後は0.1％次亜塩素酸ナトリウムで消毒する。清掃および消毒範囲は感染源を中心に半径1.5mの範囲まで行い、消毒した後は消毒範囲の水拭きを行う。さらに、患者が使用したドアノブ、トイレや浴室の柵なども消毒する。ドアノブ、トイレや浴室の柵などは0.02％塩素系消毒薬で清拭して消毒し、消毒後に金属類の防錆のための水拭きを行う。感染源を取り除いた後は、防護具を前述の順に脱衣し、30秒以上かけて石けんと流水による手洗いを行う。なお、下痢などの症状が消失しても患者の糞便中

にノロウイルスが存在する可能性が高いので、患者がトイレ使用後の手洗いなど行う必要がある。

5. 治療

ウイルスの増殖を抑える薬剤はなく、整腸剤や痛み止めなどの対症療法のみである。

文献

1) 牛島廣治：話題の感染症 ノロウイルス感染症の現状と診療面の変化．モダンメディア 2016；62(6)：6-17．
2) 青木洋介："ウイルス感染症"感染制御学 矢野邦夫，他編．東京：文光堂 2015；97-117．
3) 秋場哲哉：食水系感染症病原体の検査法－6 ノロウイルス．モダンメディア 2010；56(10)：27-30．
4) 吉田徹也，沢 春幸：塵埃感染の疑われたノロウイルスによる集団感染性胃腸炎事例．感染症誌 2010；84(6)：702-7．
5) 大量調理施設衛生管理マニュアルの改正について（平成9年3月24日付け衛食第85号別添，最終改正：平成29年6月16日付け生食発0616第1号）：http://www.mhlw.go.jp/file/06-Seisakujouhou-11130500-Shokuhinanzenbu/0000168026.pdf（2017.11.21 Access）

D 食中毒

1. 基礎知識

食中毒とは、病因物質を飲食することにより引き起こされる急性胃腸炎（嘔吐、下痢、腹痛など）や神経障害の総称である。病因物質は微生物（細菌、ウイルス、寄生虫）、化学物質、および自然毒（植物性、動物性）など多岐にわたる。ただし、腸チフス、赤痢のような伝染性疾患や寄生虫症は除かれる。食中毒防止対策として高度な衛生管理である危害分析・重要管理点（Hazard Analysis and Critical Control Point；HACCP）が導入されたが、食品製造業を原因施設とする大規模な食中毒事故がみられ、食品の安全性確保対策は十分とは言えない。

一般的には食品媒介感染症を食中毒と呼んでいる。**表16**に食品媒介感染症にかかわる病原体を示す。現在、国内で食中毒事例の多い病原体のうち、細菌性病原体は、サルモネラ、カンピロバクター、病原性大腸菌、および黄色ブドウ球菌である。感染型食中毒は病原体に汚染された食品を喫食し、体

内で増殖した病原体が感染して発症する食中毒である。喫食してから発症するまでの潜伏期が比較的長く、発熱を伴うことが多いとされている。毒素型食中毒は食品中に病原体から産生された毒素を食品とともに喫食することにより発症し、比較的潜伏期が短いのが特徴である。産生された毒素は耐熱性のものが多く、喫食直前に加熱処理しても病原体は死滅するが毒素はそのまま残存し食中毒を発症する[2]。

表16 食品媒介感染症（食中毒）にかかわる病原体（一部改変）[1]

分類		病原体
細菌性食中毒	感染型	腸炎ビブリオ、サルモネラ、カンピロバクター、病原性大腸菌（毒素原性大腸菌、組織侵入性大腸菌、病原血清型大腸菌、腸管出血性大腸菌など）、ウエルシュ菌、エルシニア、コレラ菌（NGAビブリオ）、エロモナス、プレジオモナス、セレウス菌（下痢型）など
	毒素型	黄色ブドウ球菌、ボツリヌス菌、セレウス菌（嘔吐型）
ウイルス性食中毒		ノロウイルス、サポウイルス、A型およびE型肝炎ウイルスなど
3類感染症		赤痢菌、コレラ菌など
呼吸器系感染症		A群連鎖球菌
人畜共通感染症		リステリア モノサイトゲネス、炭疽菌、ブルセラなど
寄生虫症、原虫症		旋毛虫、クリプトスポリジウム、サイクロスポラなど

2. 感染経路

おもに病原体に汚染された食品、水や氷を介する経口感染である。経口感染以外に患者や保菌者からの吐物や糞便、病原体が付着した手指や調理器具を介する接触感染や相互感染も伝播経路となる。腸管出血性大腸菌、カンピロバクター、サルモネラ、ノロウイルスなどは食品媒介以外にヒトからヒトへの感染や家畜やペットなどからの感染も認められる。

3. 感染対策

標準予防策である。介護前と介護後は手指衛生（手指に汚れがない場合は擦式アルコール製剤による手指消毒、手指に汚れがある場合は石けんと流水による手洗い）を行う。患者の吐物や糞便に対する感染予防策は標準予防策＋接触感染予防策である。作業前は手指衛生を行い、防護具をエプロン→手袋の順に着用した後に作業を開始する。作業後は使用した手袋→手指衛生→

エプロンの順に脱衣し、退室前に破棄する。その後、再び手指衛生を行う。食材に対する感染予防は食材の完全加熱処理である。腸炎ビブリオ、サルモネラ、カンピロバクター、病原性大腸菌の場合は、食材の中心温度は75℃以上で1分間以上の加熱が推奨されている。

文献

1) 伊藤 武,甲斐明美：今,微生物による食中毒で何が問題となっているか．モダンメディア 2004; 50(5): 6-18.
2) 小池和子,桜井直美：わが国の食中毒 −最新の知見から−．茨城県立医療大学紀要 2005; 10: 1-17.

E 注意すべき呼吸器感染症

＜レジオネラ症[1]＞

1. 基礎知識

　レジオネラ症はレジオネラ属菌による感染症である。起因菌はレジオネラニューモフィラ血清群1が多く、病型はレジオネラ肺炎と肺炎にならない自然治癒型のポンティアック熱がある。なお、潜伏期間はレジオネラ肺炎が2～10日（平均4～5日）、ポンティアック熱が1～2日である。

　レジオネラ肺炎は、全身性倦怠感、頭痛、食欲不振、筋肉痛などの症状に始まり、乾性咳嗽（2～3日後には膿性～赤褐色の比較的粘稠性に乏しい痰を喀出）、38℃以上の高熱、悪寒、胸痛、呼吸困難が見られる。ポンティアック熱は、突然の発熱、悪寒、筋肉痛で始まるが、一過性で治癒する。なお、「レジオネラ症」は全数報告対象疾患（四類感染症）である。

2. 感染経路

　経気道感染である。ヒトからヒトへの感染（ヒト−ヒト感染）はない。土壌や水環境、人工環境（噴水、冷却塔水、循環水を利用した風呂など）の水中でレジオネラ属菌が増殖する。人工環境などで発生するエアロゾル（気体中に浮遊する微小な液体または固体の粒子）とともにレジオネラ属菌を吸い込むことで感染する。

3. 感染対策

標準予防策である。介護前と介護後に手指衛生（手指に汚れがない場合は擦式アルコール製剤による手指消毒、手指に汚れがある場合は石けんと流水による手洗い）を行う。

クロルヘキシジングルコン酸塩（ヒビテン®）やベンザルコニウム塩化物（オスバン®）などの低水準消毒薬やエタノールなどの中水準消毒薬が有効である。水系の消毒は塩素消毒や熱消毒（60℃で5分、55℃で60分）が有効であるが、熱消毒の場合は本菌のバイオフィルム形成を考慮し、高温、かつ長時間の加熱処理が必要となる[2]。

文　献

1) 国立感染症研究所．レジオネラ症とは．: https://www.niid.go.jp/niid/ja/diseases/ra/legionella/392-encyclopedia/530-legionella.html（2017.9.9 Access）
2) Tablan OC, Anderson LJ, Besser R, et al.: Guidelines for preventing health-care associated pneumonia, 2003: recommendations of CDC and the Healthcare Infection Control Practices Advisory Committee. MMWR Recomm Rep 2004: 26; (53); 1-36.

＜結核[1]＞

1. 基礎知識

結核は結核菌による感染症である。結核菌は細胞壁にミコール酸という脂質（抗酸性）を持つことで消毒薬や乾燥に対して高い抵抗性を示す。

初めて結核に感染した場合の多くは、病巣部にわずかな変化を残して自然治癒するか、免疫が成立して発病には至らない。発病する場合は、成人では感染後5～12ヵ月で発病するとされている。結核既感染者の再感染は少ないが、高齢者や免疫力が低下した者は再感染の危険がある。また、中高年者で明らかな結核の既往があり、治療がされてない場合はその再燃が問題となる。なお、「結核」は全数報告対象疾患（二類感染症）である。

2. 感染経路

空気感染と塵埃感染である。患者が咳をした時に飛散する"しぶき"には結核菌と結核菌を包む唾液などの水分が存在する。飛散した"しぶき"は空中で結核菌を包む水分が蒸発し、結核菌だけの状態（飛沫核）となり、長時

間空中を浮遊する。その飛沫核を吸い込むことで感染する。また、痰などが乾燥し、空中に結核菌が舞い上がり、それを吸い込むことでも感染する。

3. 感染対策

標準予防策＋空気感染予防策である。入室前に手指衛生（手指に汚れがない場合は擦式アルコール製剤による手指消毒、手指に汚れがある場合は石けんと流水による手洗い）を行い、N95マスクを着用した後に介護を開始する。介護後は手指衛生後に退室、使用したN95マスクを外し、再び手指衛生を行う。なお、部屋の換気は居住性、熱効率などを考慮して、完全な外気の交換は1時間に6回とし、空気浄化のために補助的な手段を加える[2]。

BCG接種は小児の結核性髄膜炎や粟粒結核の発病防止にきわめて有効であるが、成人の肺結核に対する発病予防効果は50％程度とされる[3]。

文献

1) 北里大学病院. 院内感染防止対策の手引2016. 各論 結核. 平成28年4月1日 第21次改訂版. 2016 ; 80-89.
2) Davis YM, NcCray E, Simone PM: Hospital infection control practices for tuberculosis. Clin Chest Med 1997: 18; 19-33.
3) 国立感染症研究所 結核とは：< https://www.niid.go.jp/niid/ja/kansennohanashi/398-tuberculosis-intro.html >

F 注意すべきウイルス感染症

＜麻しん（はしか）＞

1. 基礎知識

麻疹ウイルスはRNAウイルスであり[1]、世界保健機関（WHO）はAからHの8群、24遺伝子型に分類している[2]。ワクチンにはA型株が用いられている。

麻しんは、潜伏期間10～12日間を経て発症し、カタル期（2～4日間）、発疹期（3～5日間）、回復期へ至る。なお、発症1～2日前（発疹3～5日前）からヒト-ヒト感染する可能性がある。

日本の土着株であった遺伝子型D5の麻疹ウイルスは2010年5月以降国内で検出されておらず、現在の麻疹ウイルスは海外からの輸入株である[3]。なお、「麻しん」は全数報告対象疾患（五類感染症）である。

2. 感染経路

おもに空気感染であるが、様々な経路で感染する可能性のあるきわめて伝染性の高いウイルスである。

3. 感染対策

標準予防策＋空気感染予防策である[2]。入室前に手指衛生（手指に汚れがない場合は擦式アルコール製剤による手指消毒、手指に汚れがある場合は石けんと流水による手洗い）を行い介護者に抗体がない場合はN95マスク、抗体がある場合はマスクを着用した後に介護を開始する。介護後は手指衛生後に退室、使用したN95マスクを外し、再び手指衛生を行う。

有効な予防法はワクチンの接種によって麻疹ウイルスに対する免疫を獲得することである。2回のワクチン接種で麻しんの発症リスクを最小限に抑えることができる。介護者などは自身のウイルス抗体価を把握し、必要に応じてワクチンを接種した方が良い。

文献

1) 国立感染症研究所．麻疹とは．: https://www.niid.go.jp/niid/ja/kansennohanashi/518-measles.html (2017.9.9 Access)
2) 青木洋介 : "ウイルス感染症" 感染制御学 矢野邦夫, 他編．東京 : 文光堂 2015 ; 97-117.

＜流行性耳下腺炎（ムンプス おたふく風邪）＞

1. 基礎知識

ムンプスウイルスはRNAウイルスであり[1]、血清型は1種類のみである[2]。

流行性耳下腺炎は、潜伏期間12〜26日間（平均18日前後）を経て発症し、片側あるいは両側の唾液腺の腫脹が特徴であるが、通常1〜2週間で軽快する。なお、耳下腺腫脹の1〜2日前から腫脹後5〜9日までヒト−ヒト感染する可能性がある。なお、「流行性耳下腺炎」は小児科定点報告対象疾患（五類感染症）である。

2. 感染経路

飛沫感染であるが、様々な経路で感染する可能性のあるきわめて伝染性の高いウイルスである。なお、症状がでない不顕性感染が30％程度にみられる[2]。

3. 感染対策

　標準予防策＋飛沫感染予防策である[2]。患者に接する際に手指衛生（手指に汚れがない場合は擦式アルコール製剤による手指消毒、手指に汚れがある場合は石けんと流水による手洗い）を行い、マスクを着用した後に介護を開始する。介護後は手指衛生後にマスクを外し、再び手指衛生を行う。

　有効な予防法はワクチンの接種によってムンプスウイルスに対する免疫を獲得することである。介護者などは自身のウイルス抗体価を把握し、必要に応じてワクチンを接種した方が良い。

文　献

1) 国立感染症研究所．流行性耳下腺炎（ムンプス、おたふくかぜ）．: https://www.niid.go.jp/niid/ja/kansennohanashi/529-mumps.html（2017.9.9 Access）
2) 青木洋介："ウイルス感染症"感染制御学 矢野邦夫，他編．東京：文光堂 2015; 97-117.

＜水痘（みずぼうそう）・帯状疱疹＞

1. 基礎知識

　水痘・帯状疱疹ウイルスは DNA ウイルスである[1]。水痘は水痘・帯状疱疹ウイルスの初感染として現れる疾患で、潜伏期間 10〜21 日間を経て発病し、発疹出現の 1〜2 日前から出現後 4〜5 日、あるいは水疱が痂皮化するまでヒト-ヒト感染する可能性がある（図 19、20）。

　初感染後の水痘・帯状疱疹ウイルスは、知覚神経節に潜伏感染し、その間は無症状で過ごす。しかし、加齢や免疫力の低下に伴い、潜伏感染していた水痘・帯状疱疹ウイルスが再活性化し、神経の支配領域に限局して疾患を起こしたものが帯状疱疹である。なお、「水痘」は小児科定点報告対象疾患（五類感染症）、入院に限っては全数報告対象疾患である。

2. 感染経路

　空気感染、接触感染であるが、様々な経路で感染する可能性のあるきわめて伝染性の高いウイルスである。

3. 感染対策

　標準予防策＋空気感染予防策である[2]。入室前に手指衛生（手指に汚れがない場合は擦式アルコール製剤による手指消毒、手指に汚れがある場合は石けんと流水による手洗い）を行い介護者に抗体がない場合は N95 マスク、抗体がある場合はマスクを着用した後に介護を開始する。介護後は手指衛生後に退室、使用した N95 マスクを外し、再び手指衛生を行う。

　有効な予防法はワクチンの接種によって水痘・帯状疱疹ウイルスに対する免疫を獲得することである。任意接種であるが水痘ワクチンがある。介護者などは自身のウイルス抗体価を把握し、必要に応じてワクチンを接種した方が良い。

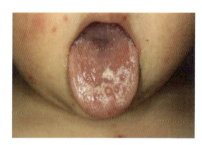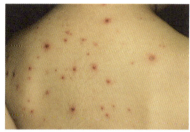

図 19　小児の水痘
（北里大学医学部皮膚科　安藝良一先生のご厚意により掲載）

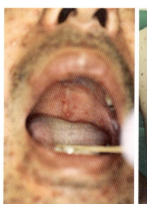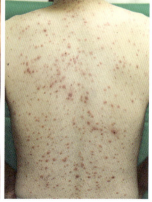

図 20　成人男性の水痘
（北里大学医学部皮膚科　安藝良一先生のご厚意により掲載）

文献

1) 国立感染症研究所．水痘とは．: https://www.niid.go.jp/niid/ja/diseases/sa/varicella/392-encyclopedia/418-varicella-intro.html（2017.9.9 Access）
2) 青木洋介："ウイルス感染症" 感染制御学 矢野邦夫，他編．東京：文光堂 2015; 97-117.

G 付録．注意すべき薬剤耐性菌

	通称名（略称）	特徴	感染経路・感染対策
通性嫌気性グラム陽性球菌	メチシリン耐性黄色ブドウ球菌（MRSA）	ヒトの鼻腔や皮膚に定着しやすい病原性の強い細菌である。皮膚軟部組織感染症、腹膜炎、敗血症、髄膜炎など様々な感染症の原因となる。また、人工物に定着（バイオフィルム形成）して難治性の繰り返し感染症を起こすことがある。	・感染経路は内因性感染であるが、手指を介する直接的な接触感染や衣服、医療機器や環境を介した間接的な接触感染もある。 ・感染対策は標準予防策＋接触感染予防策である。
	バンコマイシン耐性黄色ブドウ球菌（VRSA）	米国ではバンコマイシンを長期に投与された腎透析患者からの検出例が報告されている。感染管理が非常に重要な菌種である。	
	バンコマイシン耐性腸球菌（VRE）	腸球菌はその名の由来通り腸管に常在する病原性の弱い細菌である。しかし、尿路感染症や術後患者の創部感染症、免疫力の低下した患者には敗血症を引き起こすことがある。なお、感染管理が非常に重要な菌種である。	
	ペニシリン耐性肺炎球菌（PRSP）	ヒトの鼻腔など上気道に定着する病原性の強い細菌である。一時、ワクチン接種により侵襲性肺炎球菌感染症は減少したが、ワクチンに含まれない血清型（血清型置換）による感染症の増加が問題となっている。	・患者の鼻咽頭分泌物による接触感染や内因性感染が多い菌種である。 ・感染経路はおもに咳やくしゃみによる飛沫感染である。 ・感染対策は標準予防策＋飛沫感染予防策である。

好気性グラム陰性桿菌・通性嫌気性グラム陰性桿菌	多剤耐性緑膿菌（MDRPA）	緑膿菌やアシネトバクター属菌は湿潤環境を好むが乾燥に強い病原性の弱い細菌である。しかし、免疫力の低下した患者には様々な感染症を引き起こす。本菌は抗菌薬を長期に投与された患者からの検出が多く、感染管理が非常に重要な菌種である。	・ヒトの皮膚と腸管内や湿潤環境に存在していることから、内因性感染と外因性感染が問題となる。 ・感染経路は内因性感染の場合もあるが、手指を介する直接的な接触感染や衣服、医療機器や環境を介した間接的な接触感染もある。 ・感染対策は標準予防策＋接触感染予防策である。
	多剤耐性アシネトバクター（MDRA）		
	メタロβ-ラクタマーゼ（MBL）産生菌	緑膿菌、セラチア、アシネトバクター属菌、エンテロバクター・クロアカ、シトロバクター属菌などの菌種から検出されている。尿路感染症や敗血症など様々な感染症を引き起こす、感染管理が非常に重要な菌種である。	
通性嫌気性グラム陰性桿菌	基質拡張型β-ラクタマーゼ（ESBL）産生菌	ヒトや動物の腸管内に常在している腸内細菌科細菌に属する大腸菌、クレブシエラ属菌、プロテウス菌が対象菌種となる。健常人の保菌率が高く、尿路感染症や呼吸器感染症などを引き起こす。感染管理が重要な菌種である。	・ヒトの皮膚と腸管内や湿潤環境に存在していることから、内因性感染と外因性感染が問題となる。 ・感染経路は一般に腸内細菌では糞便で汚染された水や食品を介する経口感染が多い。また、内因性感染の場合もあるが、手指を介する直接的な接触感染や衣服、医療機器や環境を介した間接的な接触感染もある。 ・感染対策は標準予防策＋接触感染予防策である。
	カルバペネム耐性腸内細菌科細菌（CRE）	ヒトや動物の腸管内に常在し、尿路感染症や敗血症など様々な感染症を引き起こす。CREのうち、カルバペネマーゼを産生するものをCPEと呼称する。感染管理が非常に重要な菌種である。	
	カルバペネマーゼ産生腸内細菌科細菌（CPE）		
	β-ラクタマーゼ陰性アンピシリン耐性（BLNAR）インフルエンザ菌	ヒトの鼻腔など上気道に定着する病原性の強い細菌である。ワクチン接種により侵襲性インフルエンザ菌感染症は減少したが、ワクチンに含まれない血清型（血清型置換）による感染症の増加が問題となっている。	・感染経路はおもに咳やくしゃみによる飛沫感染であるが、患者の鼻咽頭分泌物による接触感染や内因性感染がある。 ・感染対策は標準予防策＋飛沫感染予防策である。

【注釈】内因性感染：自身の常在菌や定着菌による感染
　　　　外因性感染：外部から侵入した細菌による感染

【I. 総論】 感染管理の基礎知識

4. 環境整備から考える感染管理・衛生管理

　在宅医療・介護の感染管理において、利用者が生活する環境の清掃は非常に重要である。特に、感染症を起こしている利用者は病原体を排出していることがあるため、介護者が感染してしまう恐れがある。また、利用者が免疫能の低下した易感染者である場合、環境中の微生物や介護者の常在菌が感染源となるケースもある。ここでは、在宅医療・介護の現場において、感染管理・衛生管理のために重要な高頻度接触表面の衛生管理、利用者が生活する部屋の清掃、使用頻度の高い医療器材の消毒と管理のポイントについて述べる。

A 高頻度接触表面の衛生管理

　環境整備は標準予防策のひとつであり、感染症の有無にかかわらず行うことが大切である。利用者の排泄物や嘔吐物には様々な病原体が存在する可能性があるため、処理した後に適切な手指衛生（手洗い・消毒）を行わないと周囲の環境に汚染を拡大させてしまう。また、吸引などの処置を行った際には、発生するエアロゾルなどを介して利用者の持つ病原体で室内が汚染される可能性がある。病原微生物は肉眼では見えないため、他の家族や介護者が感染し、市中に伝播させてしまう恐れがある。感染管理において手指衛生が最も大切であるが、介護者や利用者の家族が完璧には手指衛生を実施できていないのが現状である。そのため、利用者が生活する部屋の清掃は、感染拡大の防止に重要である。特に、人がよく触れる部分である『高頻度接触表面』を中心に、市販の消毒剤含有ウェットティッシュ（消毒用エタノールや第4級アンモニウム塩など）で1日1回以上清拭することが望ましい（**表17**）[1]。この際、洗浄や乾燥が不十分な雑巾などで清拭してしまうと、汚染を広げてしまう恐れがある。そのため、市販の消毒剤含有ウェットティッシュの使用を推奨する。病院内においても、高頻度接触表面から患者由来のメチシリン

耐性黄色ブドウ球菌（MRSA）などの薬剤耐性菌が検出されている[2]。また、血液や体液、排泄物によって汚染された箇所は、様々な病原体が存在する可能性があるため、幅広い微生物に有効な0.1％以上の次亜塩素酸ナトリウムで消毒する必要がある。しかし、次亜塩素酸ナトリウムは金属腐食性があるため、金属製品の消毒に使用する際には注意が必要である。

表17　高頻度接触表面の例　（文献[1]より、一部改変）

利用者の周辺	施設内	スタッフステーション
床頭台、ベッドサイドテーブル、テレビのリモコン、ベッドコントローラー、ナースコール、ポータブルトイレ、車椅子など	廊下の手すり、ドアノブ、食堂の椅子やテーブル、リハビリやレクリエーションに使用する物品など	パソコンのキーボードやマウス、電話、ワゴン血圧計など

B　部屋の清掃

　清掃は、利用者が生活する環境の清潔を保つことが最も重要である。整理整頓を心がけ、日常的に清潔な状態を保てるように清掃する。基本的には、消毒剤による消毒よりも、目に見えるほこりや汚れを除去し、居心地の良い、住みやすい環境づくりを優先する。在宅ケアで特に重要な日常清掃のポイントを**表18**[3]に示した。

　介護者は、必要に応じてマスクを使用し、ほこりを立てないように掃除するよう心がける。掃除機を使用する場合は、吸引した微生物を排出しないような工夫が大切である。最近では、家庭用の掃除機でも排気口に微粒子や微生物を捕捉できるHEPAフィルターを搭載したものが販売されている。このような製品は、掃除機を使用して清掃する際に部屋の空気を清浄に保つ上で有用である。さらに、1日1回は水拭き掃除を行い、乾拭きと換気（空気の入れ換え）によって乾燥させることが非常に重要である。清拭は、一方方向で行い、目に見える汚染は素早く確実に拭き取る。部屋の奥から出口に向かって清掃するのがポイントである。また、環境整備が行いやすいように、日頃から不要な物品をオーバーテーブルなどの上に置かず、整理整頓することが

【I. 総論】 感染管理の基礎知識

表18 在宅ケアで特に重要な日常清掃のポイント（文献[3]より、一部改変）

清掃する場所	除去対象	清掃に使用するもの	ポイント
床	塵、食べかす、ほこりに付着した微生物	水で湿らせたモップや布	・通常時の清掃は湿式清掃を基本とする。 ・消毒剤による清掃は必要ない。 ・使用したモップなどは、家庭用洗剤で十分に洗浄し、十分な流水ですすいだ後、乾燥させる。
布団	ダニやかび（真菌）	可能であれば布団乾燥機	・布団乾燥機の使用が有効であるが、天日干しでも一定の効果が期待できる。
トイレ	食中毒や急性胃腸炎などの原因となる微生物	消毒用エタノールや第4級アンモニウム塩などの消毒剤を含有したウェットティッシュ	・トイレのドアノブ、取手、便座などの高頻度接触表面は、消毒剤含有ウェットティッシュで清拭する。 ・便器は家庭用の洗剤で清掃する。
浴室	非結核性抗酸菌、レジオネラ属菌、緑膿菌などの環境菌	家庭用の浴室用洗剤	・通常時は、家庭用の浴室用洗剤で浴槽や床、壁などを清掃する。 ・清掃後は、しっかりと乾燥させる。
嘔吐物・排泄物	食中毒や急性胃腸炎などの原因となる微生物	使い捨て手袋、マスク、ビニールエプロン、0.5%次亜塩素酸ナトリウム	・嘔吐物の処理を行う際は、必ず窓を開け十分な換気を行う。 ・処理を行う介護者以外は、可能な限り近づかない。
血液・体液	血液・体液感染する微生物	使い捨て手袋、マスク、ビニールエプロン、0.5%次亜塩素酸ナトリウム	・血液などの汚染物が付着している場合は、手袋を着用して清拭除去した上で、適切な消毒剤を用いて清拭消毒する。 ・清拭消毒前に汚染病原体量を極力減少させる。 ・化膿した患部に使ったガーゼなどは、他のごみと別のビニール袋に密封して、直接触れることのないように扱い、感染性廃棄物として分別処理する。

4 環境整備から考える感染管理・衛生管理

大切である。清拭には、雑巾や布に水や消毒剤を浸漬して使用するよりも、使い捨てのウェットティッシュの方が衛生的である。布団は、ダニやかび（真菌）などを死滅させるために、天日干しや布団乾燥機などの使用が有効である。風呂やトイレなどの水回りは、家庭用洗剤で洗浄後、しっかりと乾燥させることが重要である。水回りに関しては、通常、消毒する必要はない。トイレ、洗面所、汚染場所と利用者の部屋で使用する掃除用具は区別して使用・保管し、汚染度の高いところを最後に清掃する。清掃・整理整頓の後は、必ずうがいと手洗いを行う。

C 感染管理・衛生管理で特に配慮すべき事項[4]

　在宅医療では、他の利用者への曝露がないなどの理由から、患者の感染率は入院患者に比べると低い。しかし、在宅医療であっても、十分な感染対策が必要である。特に、くり返し使用する医療器材（経腸栄養剤の投与セット、自己導尿用カテーテルキット、消毒綿、ネブライザー、気管内吸引チューブ、人工呼吸器回路など）の清潔保持に留意する必要がある。

1. 経腸栄養剤

　経腸栄養剤は1日につき数百〜2,000 mLという大量が投与される。したがって、高濃度の微生物汚染を受けた経腸栄養剤は、敗血症や肺炎などの原因となる。特に、H_2ブロッカーなどの制酸剤や抗菌薬などの投与を受けている患者は、1,000個/mL以上の細菌に汚染された経腸栄養剤の投与によって感染を生じる可能性が高い。

　経腸栄養剤の微生物汚染の原因の1つとして、投与容器およびチューブの微生物汚染が挙げられる。特に、バッグ型投与容器や投与チューブは、構造的に洗浄や乾燥が行いにくいため、くり返しの使用によって微生物汚染を受けやすい。したがって、これらは使用ごとに水洗と消毒が必要である。消毒は、0.01％（100 ppm）次亜塩素酸ナトリウムへの1時間以上の浸漬で行う。一方、構造的に洗浄や乾燥が容易な円筒型投与容器については、使用ごとの洗浄と乾燥で十分である。

　経腸栄養剤が微生物汚染を受けると、その汚染菌は速やかに増殖する。し

たがって、粉末製品の溶解後や液状製品は、開封後8時間以内に投与を終了するべきである。ただちに投与を開始しないのであれば8℃以下の冷所に保存し、72時間以内に投与を開始する[4]。

　ミキサーは、構造的に洗浄や消毒が行いにくいので、微生物汚染を受けやすい。したがって、粉末製品の溶解の目的でミキサーを使用することは勧められない。粉末製品の溶解には、シェーカーなどの構造が簡単な器具の使用が勧められる。なお、使用後のシェーカーは、洗浄して食器乾燥機などで十分に乾燥させておく。

　経腸栄養剤と投与容器の一体型製品では、投与容器に起因する微生物汚染の心配がない。したがって、商品の規格が患者に適合すれば、一体型製品の使用が勧められる。なお、一体型製品を使用する場合でも、投与チューブをくり返し使用するのであれば、投与チューブは使用ごとに水洗するとともに次亜塩素酸ナトリウムによる消毒が必要である。

2. 間欠的自己導尿

　間欠的自己導尿に使用される消毒潤滑液を、キット内で長期にわたりくり返し使用することは微生物汚染を招く。また、汚染を受けた消毒潤滑液は感染源となる。したがって、キット内の消毒潤滑液の交換を少なくとも2日間ごとに行う必要がある。できれば、1日1回の交換が望ましい。キット内を温水で洗浄して、十分に水切りを行って、その後に本液の交換を行う。消毒潤滑液の主な汚染菌は、環境中の常在菌である緑膿菌（*Pseudomonas aeruginosa*）などのブドウ糖非発酵菌である。したがって、消毒薬含有のグリセリン製剤であっても、長期間にわたるくり返し使用による細菌汚染に十分留意する必要がある。

　ベンザルコニウム塩化物、ベンゼトニウム塩化物、両性界面活性剤、クロルヘキシジンなどに浸した綿やガーゼは消毒効果が減弱し、細菌汚染を受けやすい。したがって、これらを患者や介護者自身が調製するのであれば、調製後24時間以内に使用するのが望ましい。また、その都度、乾燥済みの容器を用いて調製する必要がある。なお、使い捨て容器入りの滅菌済み綿球やガーゼを用いれば、これらの調製がより清潔に行える。ただし、これらも調製後の使用期限は24時間とするのが望ましい。

3. ネブライザー

ネブライザーから発生したエアロゾルは直接呼吸器に吸入されるため、微生物汚染を受けると呼吸器感染症の温床となる。したがって、ネブライザーの管や薬液カップに対しては、分解・洗浄および消毒を少なくとも24時間ごとに行う必要がある。消毒は、0.01％次亜塩素酸ナトリウムへの1時間以上の浸漬により行う。また、機器の洗浄や消毒を少なくとも24時間ごとに行う必要がある。消毒は、熱水浸漬（70℃・30秒間以上）などで行う。熱水浸漬が行えない場合には、使用ごとに洗浄後食器乾燥機で乾燥させるのが望ましい。

保存剤非含有の吸入液中では、セパシア菌（*Burkholderia cepacia*）やセラチア菌（*Serratia marcescens*）などが増殖する場合がある。これらの細菌は一般環境に生育するため、室温でも増殖可能である。また、保存剤非含有吸入液の分割使用に起因する感染症も報告されている。したがって、吸入に用いる滅菌生理食塩液や滅菌蒸留水の使用期限は、室温保管であれば開封後24時間が望ましい。保存剤非含有の吸入液の使用期限は、8℃以下の保管で開封後14日間程度とする[4]。なお、吸入液の計量に用いるシリンジ（注射筒）などをくり返し使用するのであれば、少なくとも24時間ごとの洗浄や十分な乾燥が必要である。

4. 加湿器

加湿器のうち、酸素バブル加湿器はネブライザーとは異なり、エアロゾルを作らない。このため、たとえ貯水槽の水が微生物汚染を受けても、原理的には微生物を噴出しない。しかし、貯水槽の水が高濃度の微生物汚染を受けると、少量の微生物を噴出することが知られている。実際、酸素バブル加湿器が原因で、緑膿菌やレジオネラ（*Legionella pneumophila*）による感染が生じた事例がある。したがって、酸素バブル加湿器に対しては、高濃度汚染防止のために週1回程度の熱水浸漬（70℃・30秒間以上）などを行うことが望ましい。また、貯水槽に入れる水には滅菌水（滅菌精製水、注射用蒸留水など）を用いる。なお、使い捨てタイプの酸素バブル加湿器では、1ヵ月程度の連続使用が可能である。一方、超音波加湿器は、いずれも構造が複雑なため内部の洗浄が困難である。また、運転開始後の振動子水槽（エアロゾ

ルが生成される水槽)の水温は、すみやかに30℃まで上昇するため、構造的に微生物汚染を受けやすく、レジオネラやアシネトバクター (*Acinetobacter baumannii*) などによる感染例が報告されている。米国疾病管理予防センター (CDC) は、「病室内でも超音波加湿器の使用禁止」を勧告している。したがって、在宅医療においても超音波加湿器の使用は差し控えることが望ましい。なお、超音波加湿器に代わる室内加湿法として、蒸気式 (ヒーター式) 加湿器およびフィルター気化式加湿器などの使用があげられる。

5. 気管内吸引チューブ

微生物汚染を受けた気管内吸引チューブはセパシア菌などの環境菌が感染源となり得る。したがって、滅菌済みの気管内吸引チューブを使用し、使い捨てとするのが望ましい。しかし、吸引回数が1日につき10回以上などの場合では、経済的理由から、気管内吸引チューブのくり返し使用もやむを得ない。気管内チューブのくり返し使用を行うのであれば、使用後の吸引チューブ外側をアルコールガーゼで清拭後、粘膜などを除去するために滅菌水 (滅菌精製水、注射用蒸留水) を吸引する。その後、8％エタノール含有0.1％ベンザルコニウム塩化物へ浸漬しておく[4]。使用前には、粘膜を刺激する恐れがある消毒薬を除去するために滅菌水を吸引する。ここで、8％エタノール含有0.1％ベンザルコニウム塩化物の使用期限は24時間〜4日間、また滅菌水の使用期限は12〜24時間が望ましい。

気管内吸引チューブ浸漬用消毒薬として、ベンザルコニウム塩化物やクロルヘキシジンの希釈液を単剤で用いると、痰などの有機物の存在によって消毒薬の効果が減弱するため、セパシア菌による微生物汚染を受けやすい (**表19**)。したがって、消毒薬の微生物汚染防止の観点から、気管内吸引チューブ浸漬用消毒薬には8％エタノール含有の0.1％ベンザルコニウム塩化物 (または0.1％クロルヘキシジン) を用いることが望ましい。

6. 人工呼吸器回路

人工呼吸器回路は、48時間以内などの短期間での交換は必要ないものの、1週間に1度程度の交換が望ましい。使用後の人工呼吸器回路に対しては、高圧蒸気滅菌、ウォッシャーディスインフェクターを用いた80℃・10分間などの熱水消毒、または0.1％次亜塩素酸ナトリウム・1時間の浸漬消毒な

どを行う。この際、次亜塩素酸ナトリウム消毒後には、チューブ乾燥機や食器乾燥機などによる乾燥が必要となる。なお、人工呼吸器回路内の結露水は細菌汚染を受けていることが多いので、患者側に流れ込まないようにするなどの注意が必要である。

表19　気管内吸引チューブ浸漬用消毒薬の微生物汚染（文献[4]より、一部改変）

消毒薬	汚染菌
0.02% ベンザルコニウム塩化物	セパシア菌 シュードモナス属菌（緑膿菌など）
0.05% クロルヘキシジン	セパシア菌

文献

1) 森下幸子：在宅で生かせる感染対策. 医療と介護 Next 2016; 2(6): 536-7.
2) 松永宣史, 他：病院内の高頻度接触表面における細菌学的環境調査. 環境感染誌 2011; 26(6): 362-8.
3) 辻 明良, 他：高齢者介護施設における感染対策マニュアル；平成24年度厚生労働省老人保健事業推進費等補助金（老人保健健康増進等事業分）介護施設の重度化に対応したケアのあり方に関する研究事業, 2013.
4) 小林寛伊, 他：エビデンスに基づいた感染制御　第2集‐実践編；メヂカルフレンド社, 2004.

【I. 総論】 感染管理の基礎知識

5. 在宅・介護の現場における消毒薬の取扱い

　医療機関と異なり、在宅・介護の現場は、感染症のリスクは少ないと考えられているが、安易に考えてはいけない。なぜなら、感染症は、生命予後に影響を与える病だからである。医療機関などと同様に、在宅や介護の現場において、感染症から患者や利用者を守るためには、消毒薬を適正に使用することが重要である。現在、日本国内において多くの種類の消毒薬が販売されているため、誤った使用方法によって、期待される効果が得られないだけでなく、健康被害が生じてしまっている報告もある[1]。そこで本項では、消毒薬の基本的な事項について紹介する。

A 消毒薬の役割

　医療機関では、消毒薬を適正に使用することによって、微生物による感染症を防いでいる。もちろん在宅や介護の現場においても同様であり、消毒薬を適正に使用することにより、患者や利用者を感染症から守ることができる。しかしながら、消毒薬は、特性を理解することを怠ると、様々なトラブルを引き起こす要因となる。例えば、希釈する必要がある消毒薬を希釈せずに使用して接触性皮膚炎が発生した事例や、粘膜使用が禁忌の消毒薬を粘膜に使用した事例などが報告されている[1]。このような誤使用を防ぐためには、消毒薬の正しい使用方法を理解することが大切である。

　法規制や集団生活のルールに従う義務が発生する医療機関などとは異なり、日常生活の一端でもある在宅や介護の現場では、一方的に行動を制限することはできない。そのために在宅や介護の現場では、消毒薬の選択を含めた適正使用の推進が難しいことがある。さらに全額自己負担で消毒薬を購入するケースが殆どであるため、より一層、感染防止対策を難渋させている[2]。上記のように課題はあるが、感染防止対策をあきらめてよいということではな

い。患者や利用者に寄り添い、最大限に状況を把握し、感染症のリスクを軽減する方法を共に考えることが大切であると考える。

　感染症は、容易に患者や利用者の生命を奪うため人類にとって脅威である。ベッドからベッドへ、部屋から部屋へ、家から家へ、施設から施設へ、感染源となる微生物は広がっていく。訪問するメディカルスタッフや介護者が、微生物を広げる媒介者となってはいけない。当然であるが、訪問するメディカルスタッフや介護者らは、手指衛生や標準予防策を徹底し、患者や利用者を感染症から守る役割を全うする使命がある。

B 消毒薬の分類

　日本国内では、多くの種類の消毒薬が使用されている。これらの消毒薬の分類については、Spaulding（スポルディング）による消毒水準分類がよく知られている。Spaulding（スポルディング）分類では、消毒できる微生物の範囲によって「滅菌」「高水準消毒薬」「中水準消毒薬」「低水準消毒薬」という4つのレベル分類がされている（**表20**）[3]。医療機関においては、これらの分類ごとの消毒薬を使い分け、感染防止対策を実践している。しかしながら、在宅や介護の現場では、感染症関連のリスク状態が異なるため（**表21**）、医療機関のような厳格な感染予防対策が、必ずしも求められない[2]。

表20　Spauldingによる消毒水準分類（文献[3] より、一部改変）

滅菌（sterilization）	いかなる形態の微生物の生命をも完全に排除または死滅させる。
高水準消毒（high-level disinfection） 例）グルタラール、フタラール、過酢酸	細菌芽胞※が多数存在する場合を除き、すべての微生物を死滅させる。
中水準消毒 （intermediate-level disinfection） 例）次亜塩素酸ナトリウム、エタノール、イソプロパノール、ポビドンヨード	結核菌、栄養型細菌、ほとんどのウイルス、ほとんどの真菌を殺滅するが、必ずしも芽胞を殺滅しない。
低水準消毒（low-level disinfection） 例）ベンザルコニウム塩化物、ベンゼトニウム塩化物、クロルヘキシジングルコン酸塩	ほとんどの栄養型細菌、ある種のウイルス、ある種の真菌を殺滅する。

※細菌芽胞：一部の細菌が、増殖に適さない環境になったときに形成する、耐久性の高い特殊な細胞構造。熱・薬剤・乾燥などに強い抵抗力を示し、長期間休眠状態を維持できる。増殖に適した環境になると発芽して菌体に戻る。

表21 感染症の三要素からみる在宅・介護と医療機関の違い

	在宅・介護	医療機関
感染源との接点	ほぼ経皮的で単純	時に侵襲的で多様
病原微生物の感染経路	療養生活に密着	医療行為と関連
感染症への抵抗力	時に低下	多くが低下

(文献[2]より、一部改変)

C 代表的な消毒薬の特徴および使用上の留意点

1. 次亜塩素酸ナトリウム（中水準消毒薬）[4)～6)]

＜特徴＞

- 一般細菌から真菌（カンジダ、アスペルギルスなど）、ウイルス（B型肝炎ウイルス；HBV、ヒト免疫不全ウイルス；HIVなど）、抗酸菌、細菌芽胞などあらゆる微生物に対して幅広く殺菌することが可能である。
- 有機物と反応して塩（NaCl）と塩素ガスになって蒸発することから低残留性であるため、医療関連の幅広い用途で使用が可能である。
- 主な使用用途は、綿や衣類やシーツなどのリネン類、プラスチックやガラス製の物品などであり、浸漬法で消毒する。浸漬させる容器はふたをすること。また、一般環境の消毒にも用いられることがある。消毒対象によって希釈濃度が異なることに注意が必要である（**表22**）。
  ① ノロウィルスやクロストリジウム・ディフィシルの芽胞により汚染された環境の消毒に対して、0.1％（1,000ppm）液での清拭が行われる。嘔吐物や糞便などを除去した後に清拭をすること。
  ② HBVやHCV、HIVなどに感染している患者の感染性血液や体液による汚染に対しては、0.5％～1％（5,000～10,000ppm）液にて清拭する。次亜塩素酸ナトリウムの濃度が高濃度となるため、清拭部位を劣化させる恐れがあるので注意する。
  ③ 哺乳瓶や経管栄養投与セット、食器、投薬容器などの消毒に用いる場合は、0.01％（100ppm）液の濃度で1時間以上浸漬させる。
  ④ リネン類の場合は、洗濯後に0.02％（200ppm）液5分間以上浸漬させた後に水洗する。

・次亜塩素酸ナトリウムは、光や熱などで分解が促進されるため、直射日光を避けて遮光性のある容器で保管する。日当たりの良い場所で販売されている製品は、購入を控えた方がよい。

表22　濃度別希釈方法

濃度	水1Lに加える目安量	
0.01%（100ppm）	ミルトン	10mL
	ハイター	2mL
0.02%（200ppm）	ミルトン	20mL
	ハイター	4mL
0.1%（1,000ppm）	ミルトン	100mL
	ハイター	20mL
0.5%（5,000ppm）	ハイター	100mL

※ワイドハイターは除く

＜使用上の留意点＞

・次亜塩素酸ナトリウムは製品により濃度が異なるので注意が必要である。医薬品と雑貨があるため経済的な視点を考慮するとよい。
　① 医薬品（**図21**）は、濃度表示、効能・効果、保管方法の記載があり、使用期限まで表示した濃度が保障されている（消毒対象：医療材料や哺乳瓶などを中心とする）。
　② 雑貨（**図22**）は濃度表示がない製品が多い。ハイター®は推定5%であるという報告がある（消毒対象：衣類や環境などを中心とする）。
・漂白作用があり、色・柄物は色落ちする。
・原液の取扱いは、プラスチック手袋などを使用し、素手で取り扱わない。
・金属腐食性があり、金属やステンレスには使用しない。
・「まぜるな危険！」と表示されているような、サンポール®などの酸性洗浄剤と混ぜると有毒な塩素ガスを発生するので混ぜないこと。

【I. 総論】 感染管理の基礎知識

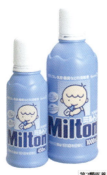

図21 ミルトン®（医薬品）
（キョーリン製薬株式会社
ホームページより引用）

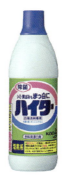

図22 ハイター®（雑貨）
（花王株式会社ホームページより引用）

2. アルコール製剤（中水準消毒薬）[4)～6)]

＜特徴＞

- 一般細菌から真菌、ウイルス、抗酸菌など、あらゆる微生物に対して幅広く殺菌することが可能である。しかしながら、芽胞に対して効果は期待できない。
- アルコール製剤には、エタノールとイソプロパノールがあり、雑貨も含めるといろいろな濃度の製品がある。効果を考えると消毒用エタノール（76.9～81.4％）の使用が望ましい。
- アルコールによる殺菌作用は、即効性であり、10秒間で効果が発現する。
- 速やかに乾燥するため、残留性がない。
- 主な使用用途は、注射部位の皮膚、注射薬のアンプル・バイアル、体温計などの共用用具や環境で、清拭法で消毒する。
- 飲料転用の可能性があるため、酒税が課税されている製品がある。殺菌効果に影響を与えないので経済的視点を考え、免税されて安価な製品を使用する方がよい（**図23**）。
- 70％イソプロパノール（**図24**）は、消毒用エタノールとほぼ同等の殺菌効果が期待できるが、ノロウィルスやアデノウィルスなどに対する殺菌効果は劣っている。

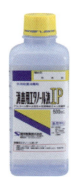

図23　消毒用エタノール液IP®（免税）
（健栄製薬株式会社ホームページより引用）

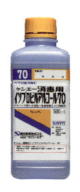

図24　70％イソプロパノール®
（健栄製薬株式会社ホームページより引用）

＜使用上の留意点＞
・粘膜刺激、頭痛などを起こすことがあるので、蒸気の吸入に注意する。
・引火性があり、火気に注意が必要である。
・粘膜や傷口に刺激性があるので、これらの部位には使用禁忌である。
・皮膚に過度に使用すると、脱脂などによる荒れを引き起こすことがある。
・プラスチックやゴム製品を劣化させることがある。

3. クロルヘキシジン（低水準消毒薬）[6)7)]

＜特徴＞
・低水準消毒薬の殺菌効果を、**表23**に示した。
・消毒持続効果の長い製剤である。
・臭気、刺激性、腐食性などが少なく、広い範囲の使用が可能である（**表24**）。非イオン性界面活性剤の非含有製剤と含有製剤があり、適応が一部異なる。なお、非イオン性界面活性剤を含む製品は、赤色に着色されている。
・ショック症状が発現するため、脳、脊髄、耳、膣、膀胱、口腔などの粘膜には、使用禁忌である。

表23 低水準消毒薬の殺菌効果

低水準消毒薬	一般細菌	MRSA	緑膿菌	細胞芽胞	結核菌
クロルヘキシジン	○	△	△	×	×
オラネキシジン	○	○	○	×	×
第4級アンモニウム塩	○	△	△	×	×
両性界面活性剤	○	△	△	×	△

低水準消毒薬	酵母様真菌	ウイルス 脂質を含む	ウイルス 脂質を含まない	HIV	B・C型肺炎
クロルヘキシジン	△	△	×	×	×
オラネキシジン	△	△	×	―	―
第4級アンモニウム塩	△	△	×	×	×
両性界面活性剤	△	△	×	×	×

○：有効、△：十分な効果が得られないことがある、×：無効、―：データなし
MRSA：メチシリン耐性黄色ブドウ球菌、HIV：ヒト免疫不全ウイルス

＜使用上の留意点＞
- 24時間ごとの調製にするか、個包装タイプの製剤を使用する。
- 石けん（陰イオン界面活性剤）と反応し効果が減弱する。
- 綿球やガーゼに吸着しやすいため、有効濃度以下となり、十分な効果が発揮されないことがある。
- 細菌に汚染された低水準消毒薬の綿球やガーゼは、綿球やガーゼから溶出される栄養源をもとに細菌が増殖することが報告されている（**D 消毒薬の汚染（p.63）** 参照）。

4. 第4級アンモニウム塩（低水準消毒薬）[6) 7)]

＜特徴＞
- 低水準薬消毒薬の殺菌効果を、**表23** にまとめる。
- ベンザルコニウム塩化物とベンゼトニウム塩化物などがある。
- 逆性石けんと呼ばれることがある。
- 臭気、刺激性、腐食性、などが少なく、広い範囲の使用が可能である。粘

表24　クロルヘキシジングルコン酸塩液の適用部位と濃度

	無色水溶液 [非イオン性界面活性剤（−）]	赤色水溶液 [非イオン性界面活性剤（＋）]
手指・皮膚	0.1〜0.5%水溶液	
	通常時：0.1%水溶液、汚染時：0.5%水溶液	
手術部位（手術野）の皮膚	0.1〜0.5%水溶液	
	0.5%エタノール溶液	
医療機器	0.1〜0.5%水溶液	
	0.5%エタノール溶液	
	通常時：0.1%水溶液（10〜30分）	
	汚染時：0.5%水溶液（30分以上）	
	緊急時：0.5%エタノール溶液（2分以上）	
皮膚の創傷部位	0.05%水溶液	
手術室・病室・家具・器具・物品など	0.05%水溶液	
結膜嚢の洗浄・消毒	0.05%以下の水溶液	×
	使用例 0.02%水溶液	
産婦人科・泌尿器科における外陰・外性器の皮膚消毒	0.02%水溶液	×

膜に対しても適応可能であり、泌尿器科および産婦人科で使用されている。ベンゼトニウム塩化物は、口腔内や抜歯傷感染予防として、歯科口腔外科領域でも使用できる（**表25**）。

＜使用上の留意点＞

　前ページ参照。

表25 第4級アンモニウム塩製剤の適用部位と濃度

適用部位 成分	ベンザルコニウム塩化物	ベンゼトニウム塩化物
手指・皮膚	0.05～0.1%水溶液	0.05～0.1%水溶液
手術部位(手術野)の皮膚	0.1%水溶液で5分間洗浄後、0.2%水溶液塗布	0.1%水溶液で5分間洗浄後、0.2%水溶液塗布
手術部位(手術野)の粘膜	0.01～0.025%水溶液	0.01～0.025%水溶液
皮膚・粘膜の創傷部位	0.01～0.025%水溶液	0.01～0.025%水溶液
感染皮膚面	0.01%水溶液	0.01%水溶液
医療機器	0.1%水溶液(10分間) 2%炭酸ナトリウム水溶液で洗浄後、0.1%溶液で15分間煮沸	0.1%水溶液(10分間) 2%炭酸ナトリウム水溶液で洗浄後、0.1%溶液で15分間煮沸
手術室・病室・家具・器具・物品など	0.05～0.2%水溶液	0.05～0.2%水溶液
結膜嚢の洗浄・消毒	0.01～0.05%水溶液	0.02%水溶液
膣洗浄	0.02～0.05%水溶液	0.025%水溶液
口腔内	×	0.004%水溶液(洗口)
抜歯創感染予防	×	0.01～0.02%水溶液(洗浄)

D 消毒薬の汚染

　消毒薬であっても、不適切な取扱いによって、微生物に汚染される。特にベンザルコニウム塩化物やクロルヘキシジングルコン酸塩などの低水準消毒薬を浸漬させたガーゼは、不適切な取扱いで細菌汚染されることが報告されている[8)9)]。水分を含んだガーゼから栄養分が溶出し、緑膿菌やセラチアなどにとっての格好の増殖の場となる[10)]。臨床現場における事例についても、注射薬の混合調製時に、細菌に汚染された低水準消毒薬を浸漬させたガーゼを用いたために感染症を引き起こしたことが報告されている[11)]。また、市販されているアクリノール含浸ガーゼについても汚染されていることが報告されている[12)]。以上のような事例を踏まえ、低水準消毒薬は、細菌汚染を受けやすいため、ガーゼは24時間ごとに調製を行うか、個包装タイプの製剤を使用する。

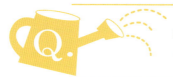

0.01%（100 ppm）次亜塩素酸ナトリウムはどのように作るのでしょうか？

キッチン用と、衣類用がありますが、キッチン用は洗浄成分がプラスされているので、漂白と同時に軽い汚れまで落とせるのが特徴となります。市販されている次亜塩素酸ナトリウム（ハイター）は、5〜6%の濃度です。ペットボトルのキャップが約5 mLとなります。500 mLのペットボトルで作る場合は、キャップ1/5を入れ、水道水で500 mLにすると、約0.01%（100 ppm）に調整ができます。

文献

1) 白石 正：特集 徹底理解！消毒薬 医療関連感染対策を有効に実現するために 特集にあたって．薬局 2016; 67(2): 192-3.
2) 高山義浩．在宅ケアと感染対策．Infection Control 2014; 23(4): 86-90.
3) Spaulding EH: Chemical disinfection of medical and surgical materials. In: Disinfection, Sterilization, and Preservation, Lawrence CA, Block SS (Eds), Lea and Febiger 1968: 517-31.
4) 添田 博：押さえておきたい！消毒薬のキホンとピットフォール－②中水準消毒薬．薬局 2016; 67(2): 17-22.
5) 尾家重治：消毒薬の取り扱い；薬剤師がアドバイスする在宅介護者のための感染防止マニュアル．MCメディカ 2011.
6) 中村公昭：麻酔科医が知っておくべき感染症の知識 消毒薬－消毒薬の適正使用－．日臨麻会誌 2017; 37(5): 706-11.
7) 細谷 順，他：押さえておきたい！消毒薬のキホンとピットフォール－③低水準消毒薬．薬局 2016; 67(2): 24-8.
8) Oie S, Kamiya A: Microbial contamination of antiseptics and disinfectants. Am J Infect Control 1996; 24: 389-95.
9) Oie S, Kamiya A: Microbial contamination of antiseptic-soaked cotton balls. Biol Pharm Bull 1997; 20: 667-9.
10) Oie S, Yoshida H, Kamiya A: Microbial contamination of water-soaked cotton gauze and its cause. Microbios 2001; 104: 159-66.
11) Olson RK, Voorhees RE, Eitzen HE, et al: Cluster of postinjection abscesses related to corticosteroid injections and use of benzalkonium chloride. West J Med 1999; 170: 143-7.
12) Oie S, Kamiya A: Bacterial contamination of commercially available ethacridine lactate (acrinol) products. J Hosp Infect 1996; 34: 51-8.

II. 各 論
在宅医療・介護の留意点

1. 感染管理技術
2. 在宅・訪問時の留意点
3. 感染拡大防止の対応

【II. 各論】 在宅医療・介護の留意点

1. 感染管理技術

在宅、介護の現場では対象は生活する人である。利用者やその家族の生活サイクルの中にケアがあるということを念頭にケアを計画し、その人自身ができること、できないことを見極めながら必要な部分に介入していくことが大切である。在宅や介護の現場では、衛生材料や医療器具が限られる場合もある。医療機関では使い捨てとしていた物品も再使用する場合も少なくないため、物品の保管管理には十分注意していく。また、ケア時は標準予防策にのっとり手指衛生や防護具の使用など適切に行っていくことは利用者本人と介護者自身を感染から守るために重要となり、どの職種においても共通して実施できる体制を整えていく。

A 口腔ケア

1. 口腔ケアで生活の質向上（図1）

口はウイルスや細菌の侵入口となる。口腔内の粘膜自体が免疫としての機能を持ち、体内への侵入を防ぐ役割をしている。口腔内を正常に保つということは免疫力を維持することにつながっている。

高齢者は唾液の分泌の低下、歯茎のやせ、あごや舌の運動機能の低下などにより口腔内のトラブルが多くなる。また、嚥下機能、咳反射の低下から誤嚥性肺炎を起こすリスクが高い状態にある。口腔ケアは要介護高齢者の肺炎予防に有用であることも報告されている。

また、口腔内の衛生状態が良くなることで食欲増進につながり、定期的な口腔ケアは生活にリズムを付ける。このように口腔ケアは誤嚥性肺炎をはじめとする感染症を防止するとともに、高齢者の生活の質を向上するためにとても重要なケアである。

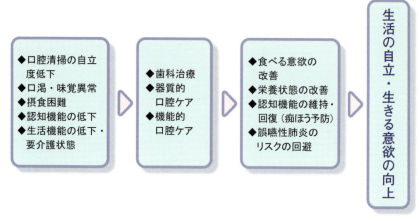

図1 口腔ケアの主な効果
(「はじめよう口腔ケア 8020推進財団」文献[1]より引用)

2. 口腔ケアの感染管理ポイント

① 口腔内は病原体の侵入門戸となる。標準予防策を遵守し、手指衛生と適切な防護具を装着する。

② 粘膜は傷つきやすく、感染症につながる可能性がある。歯ブラシや舌ブラシは力を入れないようにやさしく行う。

③ 誤嚥に注意し意識状態や反応などをよく観察し、誤嚥しにくい体位を整える。口腔ケアを実施する時は、目線を合わせる位置で介助することがポイントである。対象者より高い位置にいると対象者の顎があがり誤嚥のリスクが高まる。

3. 必要物品（例）

・歯ブラシ：口腔内の粘膜を傷つけないために軟らかいものを選ぶ。
・歯間ブラシ、スポンジブラシ
・舌ブラシ
・保湿剤（口腔用）
・口腔ケア用ウエットティッシュ
・吸い飲み
・ガーグルベースン
・吸引器：意識の悪い場合など誤嚥を起こしやすい場合は準備する。

4. 準備

① 声をかけ、反応を確認し口腔ケアを行うことを伝える。
② 体位の調整：誤嚥しにくい体位の調整をする。可能であれば洗面所で実施する。ベッドの上で行う場合は、起座位または半座位とする。ベッドを起こせない状況であれば顔を横に向ける（**図2**）。
③ 手指衛生を実施しマスク、手袋を装着する。飛沫曝露防止のためエプロン、ゴーグルの装着も推奨する。

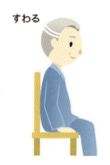
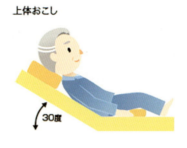
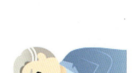

すわる
誤嚥がおこりにくいが疲れやすい体位なので、全身状態に応じて時間に気をつける。

上体おこし
ベッドの背を30度ギャッジアップし、枕などで頭部をやや前傾させる。

横を向く
体が起こせない場合は側臥位か、横に向けると誤嚥しにくくなる。

図2　体位の調整（文献[2]より引用、一部改変）

5. 口唇・口腔内の観察

① 口唇、舌、歯肉、粘膜、唾液、歯の状態、付着物など口腔内の状態を観察する。
② 口唇が乾燥している場合、歯ブラシの動きによって痛みや出血を伴う危険性があるためワセリンなどで保湿してから開始する。

6. 方法

① 口腔用ウエットティッシュは指に巻き付け、食べかすを除去する。
② 口腔内が乾燥した状態で実施すると粘膜を傷つけてしまうため、保湿剤で舌を含めた口腔内全体を十分保湿する。
③ 歯の清掃をする。歯ブラシを少量の水で浸す。この時、歯磨き粉は用

いなくても構わない。歯ブラシは力を入れずに小刻みに動かし、歯と歯の隙間から汚れを掻き出すように1本1本ていねいに磨く。歯と歯の間は歯間ブラシを用いて汚れを落としていく。

④ 舌のケア：舌ブラシを用いて奥から手前に力を入れずに舌ブラシを動かす。舌苔が著明な場合、無理に落とそうとすると舌を痛めるため、数日に分けて少しずつ汚れを落としていく（**図3**）。

⑤ スポンジブラシや口腔ケア用ウエットティッシュで頬の内側や歯肉を優しくマッサージしながら口腔内全体を清拭する。スポンジブラシは水に浸したあと絞って使用する。

⑥ 最後に保湿剤を口腔内全体に塗布する。

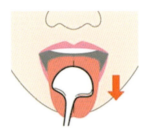

図3　舌のケア（文献[2]より引用）

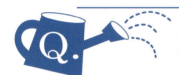

口から食事をとれない場合口腔ケアは必要ない？

食べられない場合でも口腔ケアは必要です。食べられないこと、口を動かさないことは唾液の分泌低下につながっています。唾液が少なくなると口腔内の清浄度が低下します。口腔ケアを定期的に行い唾液の分泌を促進することで気道感染予防につながります。

特別養護老人ホーム入所者366名を対象に口腔ケア（口腔ケア群）と日常的な口腔清掃のみを行う群（対照群）に分け、2年間にわたり期間中の発熱発生率と肺炎発症率、および肺炎による死亡者数を調べた報告によると、期

間中の発熱発生率、肺炎発症率ともに専門的口腔ケア導入後の期間が長くなるにつれ、口腔ケア群と対照群の差は大きくなっていました。

この検証により継続した専門的口腔ケアの導入により誤嚥性肺炎を予防できる可能性が示唆されました。また、たとえ歯がなくとも専門的な口腔ケアが有効かつ必要であるということも本実験より確認されました。

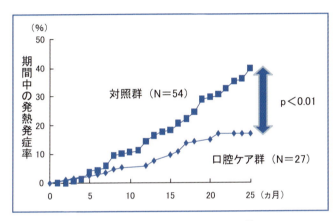

口腔衛生の誤嚥性肺炎予防効果[3]

文　献

1) はじめよう口腔ケア 健康なお口で歯つらつ生活. 財団法人 8020 推進財団
   < http://www.8020zaidan.or.jp/pdf/kenko/start_care.pdf >
2) 川本産業 HP: < https://www.kawamoto-sangyo.co.jp/symptoms/freshoralcare01/ >
3) 米山武義, 吉田光由, 他：要介護高齢者に対する口腔衛生の誤嚥性肺炎予防効果に関する研究. 日歯医学会誌 2001; 4.
4) 工藤綾子, 監修・著：早引き 介護の感染症対応ハンドブック. 株式会社ナツメ社 2012.
5) 賀来満夫, 満田年宏, 森兼啓太, 他：感染対策 ICT ジャーナル. 2017; 12 (2).
6) 日本訪問歯科協会 HP: < http://www.houmonshika.org/oralcare/ >

B 吸引ケア

　咳嗽反射、嚥下反射の低下から痰を自分で喀出できない場合、肺炎や気道閉塞を起こす危険性がある。このような場合、吸引器を使用して排出させる。在宅では気管カニューレが挿入されている方も少なくない。気管カニューレとは外から気管を切開して穴をあけ、その穴から直接気管内に挿入されている管である。気管内の吸引操作によって肺炎が引き起こされる可能性もあるので、標準予防策を遵守したケアを行うことが重要である。吸引手技は主に「口腔・鼻腔吸引」と「気管内吸引」に分けられる。

1. 吸引ケアのポイント
① 病原体を移さない：気管に続く口腔、鼻腔は病原体の侵入門戸である。介護者自身の持っている病原体や手技によって利用者に病原体を移さないよう留意する。標準予防策を遵守し、手袋着用前後の手指衛生を確実に行う。

② 飛沫を伴う手技であること：吸引操作によって咳嗽反射が誘発され、痰や唾液に含まれる病原体が拡散する。介護者自身が飛沫による汚染を受けないよう個人防護具を正しく装着する。

③ 物品の清潔管理：物品を介して利用者に病原体を伝播させないよう管理を徹底する。分泌物や水分が付着したままの物品は細菌が繁殖しやすくなる。

2. 準備
① 石けんと流水の手洗いもしくは手指消毒を行う。

② 水道水（精製水）を清潔な容器に準備する。

③ マスク、手袋を着用する。飛沫に汚染される危険性があるので可能であればゴーグル、エプロンも着用する。

3. 吸引操作
① 周囲に接触させないように吸引カテーテルを取り出す。特に気管内吸引の場合、挿入する部分を清潔に保つためカテーテル先端から10 cmには手で触れないようにする。

② 再使用の吸引カテーテルの場合は、使用前にカテーテルの外側をアル

コール綿で拭き取り揮発させる。
③ カテーテルを挿入する時に吸引圧をかけると粘膜損傷や低酸素となる危険性がある。吸引圧がかからないようにカテーテルの根元を押さえて折るなどする。

4. 吸引後
① アルコール綿でカテーテル接続部から先端に向けて外側についた痰を拭き取る（**図4**）。
② カテーテルと接続管の内腔の汚れを落とすため水道水（精製水）を100 mL程度吸引する。

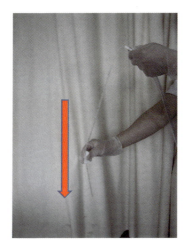

図4　吸引カテーテルの拭き取り方
カテーテルの上から下に向かって1方向にアルコール綿でふき取る。

5. カテーテルの管理

　カテーテルは可能であれば使い捨てとする。再使用する場合は細菌が繁殖しないように清潔に保管する。
　特に気管内吸引に使用するカテーテルは清潔管理に留意する。

＜再使用する場合の保管方法＞
① 乾燥法と消毒薬浸漬法がある。ここでは乾燥法について記載する。
② 内腔の汚れを落とした後に、吸引圧で空気を数秒吸い込み内腔の水滴を除去する。

③ カテーテルの外側をアルコール綿で拭き取り乾燥させ、蓋つきの清潔な容器に保管する。
④ 容器は1日1回交換する。
⑤ 次に吸引する時は、カテーテル外側をアルコール綿で拭き揮発させてから使用する。

6. 吸引びんの処理

吸引びんは7〜8割たまったらトイレに流して吸引物を廃棄する。廃棄の際に周囲に飛び散っている可能性があるため廃棄後は便座や周囲の拭き掃除を行う。細菌が繁殖しないように、1日1回は台所用洗剤などで洗浄し乾燥させる。

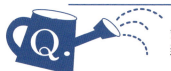

Q. 気管内吸引の場合は滅菌手袋を装着したほうがいいでしょうか？

A. 気管吸引ガイドライン2013（成人で人工気道を有する患者のための）[1] によると「手袋は未滅菌の清潔な使い捨てのものでよい」と記載されています。滅菌・未滅菌いずれの場合でも手袋装着前後の手指衛生が大切です。

手袋は未滅菌の清潔な使い捨てのものでよい。AARC（米国呼吸療法学会）のガイドラインには、開放式吸引では滅菌手袋を、閉鎖式吸引では未滅菌の清潔な手袋を使用するよう記載されています[1]。しかし、CDCのガイドラインでは、患者の気道分泌物を吸引する時に未滅菌の清潔な手袋よりも滅菌手袋を着用したほうがよいとする勧告はなく、未解決問題としています[2]。そのため、汚染を危惧して滅菌手袋を使用しても構いません。いずれにしても、手袋を使用する前には必ず擦式アルコール製剤で手指消毒を行うことが重要です。

文献

1) 日本呼吸療法医学会 気管吸引ガイドライン改訂ワーキンググループ：気管吸引ガイドライン 2013（成人で人工気道を有する患者のための）．人工呼吸 2013; 30: 75-91.
2) 矢野邦夫, 訳：医療ケア関連肺炎防止のための CDC ガイドライン．メディカ出版 2004.
3) 長崎県委託事業「長崎県在宅医療従事者研修」テキスト「在宅における口腔・気管内吸引の手引き」．認定 NPO 法人 長崎在宅 Dr. ネット 2011.
4) 国立長寿医療研究センター：「吸引」パンフレット．< http://www.ncgg.go.jp/hospital/overview/organization/zaitaku/suisin/zaitakusien/kyuin/index.html >

C 排泄ケア

　高齢者の排泄機能として「尿道括約筋の収縮力の低下から尿失禁を起こしやすい」「腸の蠕動運動の低下、活動量の低下、服薬の影響、食事摂取量の低下などから便秘傾向になりやすい」などが特徴としてあげられる。そのため、在宅においても排泄行為に介助が必要なことが少なくない。利用者にとっては羞恥心をともなう行為であるため、排泄障害が意欲低下につながらないようプライバシーへの配慮と自立の段階にあわせた介助が必要である。

　糞便中には多くの細菌が含まれている。ノロウイルスなどは微量でも周囲に伝播を起こす。おむつ内は高温多湿で細菌が増殖しやすい環境であることから、尿路感染症などを発症しやすい状況である。周囲の環境の汚染を防ぐとともに介護者が媒介者とならないよう適切な感染対策を行っていく。

1. 排泄ケアの感染管理のポイント

① 手指衛生の遵守
　介護前、介護後には石けんと流水による手洗いを行う。
② 防護具の装着
　手袋、使い捨てエプロンを装着し、介護者自身が汚染を受けるのを防ぐ。使いまわしをしないで介助する人ごとに交換する。
③ 感染症を起こさないよう陰部の清潔を保つ。

2. 排泄介助の実際

　利用者の自立の段階にあわせて介助する。トイレに行けるのであればトイレで、ベッド上であっても腰を上げてもらう、横を向いてもらうなどできるだけ利用者主体でケアを進めていく。

3. おむつ交換
    ① 手順良くできるよう物品を準備する。
       おむつ・陰部洗浄用ボトル・トイレットペーパー・清拭タオル・ビニール袋など
    ② 排泄物で汚染されないよう手袋、エプロンを着用する。大量の下痢などの場合はマスク、ゴーグルも着用する。
    ③ ビニール袋はあらかじめ広げておき、交換したおむつはその場でビニール袋に入れて密封する。

4. 陰部洗浄の方法（図5、6）
    ① 排泄物を拭き取った後、微温湯で洗い流す。
    ② 石けんを使う場合はよく泡立て、力を入れずに皮膚を優しくなでるように洗浄する。頻回に石けんを使用すると皮脂を落とし、皮膚トラブルの原因となるので、石けんでの洗浄は1日1回程度とする。
    ③ 陰部を拭き取る際には陰部から臀部にむかって行う。特に女性の場合は尿道が短いため肛門周囲の細菌が尿道から侵入して尿路感染を起こさないように注意が必要である。
    ④ 水分を拭き取る。この時に強くこすると皮膚トラブルの原因となるので、やさしく押さえるように拭き取る。
    ⑤ 撥水性のクリームなどを塗布し皮膚トラブルを防止する。

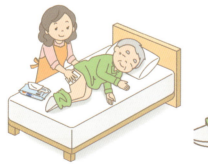

図5　おむつ交換[1]

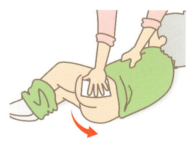

図6　おしり拭きの方向[1]

5. 尿器・便器を使用する場合
   - 使用後の便器や尿器はよく洗浄し十分乾燥させる。1週間に1回程度、次亜塩素酸ナトリウム（ハイターなど）での浸漬もしくはアルコール綿で拭き取ってもよい。

6. 摘便
   ① 介護者の爪で傷つけないように爪は短く切っておく。
   ② 手袋を2重に装着し、便塊を掻き出す際に手袋が破れた場合の汚染を防止する。
   ③ 介護者の指および利用者の肛門周囲にベビーオイルなどの潤滑油をつける。
   ④ 掻き出した便はオムツや便器に入れ周囲を汚染しないようにまとめておく。

7. 観察

   ＜皮膚の観察＞
   - 高齢者の皮膚は薄く、乾燥しやすく弾力性が低下しているうえ、便による刺激や蒸れで皮膚トラブルを起こしやすい状況である。排泄ケア時は皮膚の発赤や湿疹、褥瘡などがないか確認する。

在宅医療・介護における感染管理ハンドブック ◆◆◆

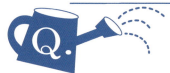

排便の性状が統一して記載できるような
スケールはありますか？

「ブリストル便スケール」を用いると介護者が変わっても正確な共通した分類で情報を共有できます。

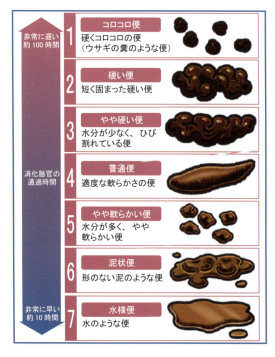

ブリストル便スケール（文献[2]より引用、一部改変）

文献

1) ピジョンタヒラ株式会社：< http://www.pigeontahira.co.jp/ >
2) NPO 快適な排尿をめざす全国ネットの会：< http://www.hainyo-net.org/makosan/007.html >
3) 川越正平：介護スタッフのための安心！感染対策．秀和システム 2012.
4) 高齢者介護施設における感染対策マニュアル．厚生労働省 平成 25 年 3 月．

D 尿道カテーテル留置

尿道カテーテル留置30日後には、ほぼ100％細菌尿が認められる[1]といわれている。カテーテル関連尿路感染症は大腸菌、クレブシェラ、腸球菌、カンジダなど多種多様な病原体によって引き起こされ、こうした微生物の多くは内因性腸内細菌叢の一部であるが介護者からの交差感染によっても獲得される。介護者が病原体の媒介人にならないために、適切な手技で管理することが重要である。

1. 尿道カテーテルの感染管理のポイント

① 病原体を利用者に移さないため、カテーテルを取扱う時には手指衛生を遵守する。
② 排液によって介護者が汚染されないように適切な個人防護具を着用する。
③ カテーテルの留置は可能な限り避ける。一時的な導尿に比べ、カテーテル留置の方が感染率は高くなる。また、留置期間が長いほど感染率は上昇する。
④ 留置中の清潔管理に努める。

2. 挿入時の対策（図7）

① 手指衛生を行い滅菌手袋を装着し、無菌的にカテーテルを挿入する。
② 尿道口の損傷を防ぐため、可能な限り細いカテーテルを選択する。
③ 留置カテーテルはズレや尿道の牽引を防ぐため適切に固定する。男性の場合は陰茎を上に向けて下腹部に固定する。

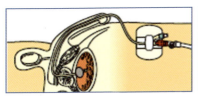
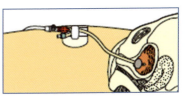

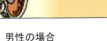

図7　挿入方法（株式会社メディコンより許諾のうえ掲載）

3. 陰部の保清

- 陰部の清潔を保つ。
- 陰部は石けんと微温湯を用いて毎日洗浄する。
- 尿路感染防止のために消毒薬で尿道口周囲を消毒することの効果は確認されていない[2]。日常的な衛生管理として陰部を清潔に保つ。

4. カテーテル管理

① 尿の流出を妨げない

　カテーテルやランニングチューブがねじれや曲がりがないように注意する。

② 接続部を外さない

　細菌の侵入を防ぐためカテーテルとランニングチューブなどの接続部は外さないようにする。接続を外した場合は、アルコール綿で丁寧に拭いてから接続する。

③ 採尿バッグを適切な位置に設置（**図8**）

　採尿バッグは床につかず、膀胱の位置より低い場所に設置する。横置きや逆さ、膀胱より高い位置に設置すると尿が逆流する恐れがある。採尿バッグが床につくと排出口が汚染され逆行性感染の原因となる。移動や車いす乗車時なども採尿バッグは適切な位置に置く。

④ 検査のため尿の検体を採取する場合は、採尿サンプルポートを消毒してから採取する。

5. 尿の処理

① 排出時の手指衛生と個人防護具着用

　採尿バッグから尿を排出する時には、飛散による汚染を防ぐため介護者は手袋、エプロン、マスク、ゴーグルを着用する。

② 採尿バッグは満杯になる前に排出

　採尿バッグが満杯になると尿が逆流する危険性がある。排出口を湿ったままにすると細菌繁殖につながるので、排出した後は清潔なティッシュなどでよく拭き取る。

【Ⅱ. 各論】 在宅医療・介護の留意点

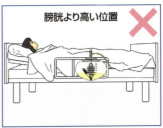
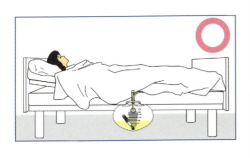
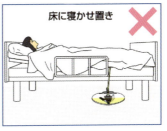

図8 採尿バッグの適切な位置（株式会社メディコンより許諾のうえ掲載）

6. 尿量の確保

　水分制限がない状態であれば、尿量を確保できるように水分摂取（1500～2000 mL）を促す。水分摂取が少ないと尿の混濁やカテーテルの閉塞などを起こしやすくなる。

7. 観察

　尿道留置カテーテル挿入により尿路感染リスクが高くなる。尿量、尿の性状（色・血尿・血塊・混濁）、におい（刺激臭の有無）、発熱や腹部違和感などの全身症状を毎日観察し、感染兆候を早期に察知する。

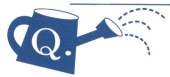

尿道カテーテル留置中の細菌の
侵入経路はどこですか？

以下に示しました。

膀胱内への菌の侵入経路（株式会社メディコンより許諾のうえ掲載）

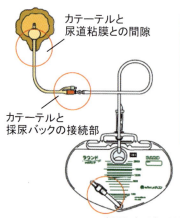

カテーテルの外側から	カテーテルの内側から
・挿入時の尿道口などに付着している細菌が膀胱内に直接押し込まれる ・会陰部に定着している菌がカテーテルと粘膜の間を通って膀胱内に侵入	・カテーテルとランニングチューブの接続部から菌が侵入 ・排出口か採尿バッグ内に逆行性に菌が侵入

文 献

1) 日本泌尿器科学会 泌尿器科領域における感染制御ガイドライン作成委員会：泌尿器科領域における感染制御ガイドライン．
2) カテーテル関連尿路感染予防のための CDC ガイドライン 2009．
3) 洪 愛子：感染対策の必須テクニック 117. Infection Control 2010; 2010 年秋増刊号
4) 工藤綾子：早引き 介護の感染症対応ハンドブック．株式会社ナツメ社 2013．
5) 一般社団法人日本感染症学会，公益社団法人日本化学療法学会 JAID/JSC 感染症治療ガイド・ガイドライン作成委員会 尿路感染症・男性性器感染症ワーキンググループ：JAID/JSC 感染症治療ガイドライン 2015 －尿路感染症・男性性器感染症－

E 褥瘡ケア

褥瘡（床ずれ）は、身体に持続的な圧力が加わることにより発生し、軟部組織までに至る損傷である。いったん皮膚が損傷すると、摩擦やずれが起こりやすくなるため褥瘡が悪化したり、感染を起こしやすくなる。感染コントロールがうまくいかないと、骨髄炎や敗血症など引き起こし生命を脅かすことになる。そのため、褥瘡の悪化を防止すると同時に治癒を促すケアが必要である。

1. ケアのポイント

在宅では、感染の有無をしっかり観察する必要がある。
表1 に挙げたような症状がある場合は、早めに医師の診察を受ける。

表1　感染の症状

褥瘡部位（局所）	褥瘡やその周りの皮膚が ・赤い（発赤） ・はれている（腫脹） ・触れると痛がる（疼痛） ・熱い（熱感） その他、悪臭がする・褥瘡から汚い液体が多く出る、など
身体全体（全身）	・発熱がある ・震えている（悪寒） ・活気がない・だるそうにしている

2. 褥瘡の悪化防止

褥瘡の悪化、すなわち感染防止のケアは、①身体を清潔に保つこと、②適宜体位交換をして除圧・減圧（骨の突出している部分に長時間圧がかからないようにすること）をする、③スキンケア、④栄養状態をよくする基本的ケアの他、以下の対策が大切である。

① 褥瘡部位を清潔に保つ
  ・褥瘡があっても入浴は可能である。入浴することにより、血行が良くなり褥瘡の治癒が早まる。
  ・自宅以外のお風呂に入る場合は、褥瘡を被覆材で覆い保護するとよい。
  ・入浴後は、褥瘡をきれいに洗浄したあとに処置をする。

② 排泄物での汚染を避ける
- 臀部の近くにできた褥瘡（仙骨部や尾骨部など）は排泄物に汚染されやすく、感染の原因になる。
- 入浴ができない場合でも、最低1日1回は陰部を洗浄して清潔を保つ。

3. 基本的な処置方法と感染対策

① 手指衛生（手洗いまたは擦式アルコール製剤の使用）を行う。
② 清潔なディスポーザブル手袋を着用する。
③ 褥瘡の被覆材をはがす。
④ 褥瘡周囲の健康な皮膚を流水と石けんでよく洗う。
⑤ 褥瘡の中は、キャップに1つの穴をあけたペットボトルに入れた微温湯（38〜40℃程度）で圧力をかけて洗浄する。褥瘡に付着した細菌を減少させるために、500 mL程度の量で洗浄する。
⑥ 洗浄後の余分な水分は清潔なガーゼで軽くたたくように拭き取る。
⑦ 感染の危険性が高い黒色期〜黄色期には、創面を10％ポビドンヨード液[※]などで消毒する。消毒後、生理食塩水で創面の消毒液を洗い流す。
⑧ 医師の指示で処方された外用剤や被覆材を使用する。
⑨ 処置が終了したら手袋を外し、手指衛生（手洗いまたは擦式アルコール製剤の使用）を行う。

　※褥瘡の消毒は、医師の指示がある場合のみ行う。

　褥瘡は、発生後にケアするよりも発生を予防した方が、また、感染後のケアよりも感染を予防するケアの方が介護者の負担が少なくて済む。
　基本のケアの他、十分な観察が大切である。

文献

1) NPO法人HAICS研究会 PICSプロジェクト：訪問看護師のための在宅看護テキスト．メディカ出版 2008; 92-110.
2) 洪 愛子, 他：ベストプラクティスNEW 感染管理ナーシング．学研プラス 2007; 198-201.
3) 褥瘡予防・管理ガイドライン（第4版）．日本褥瘡学会 2015. 10.
4) 日本皮膚科学会ガイドライン：褥瘡診療ガイドライン．日皮会誌 2011; 121(9):1791-839.
5) 在宅療養者、家族、在宅ケアスタッフのための感染対策情報サイト Y's Homecare．＜ http://www.yoshida-homecare.com/ ＞

F 中心静脈カテーテル管理

　食物を口から食べることができない場合に、中心静脈という心臓近くの太い血管の中に留置したカテーテルから点滴し、必要なエネルギーや栄養素補給する方法を中心静脈栄養法という。このカテーテルは、直接血管に挿入してあるため、感染を起こすと重篤な全身症状を引き起こすことになり注意が必要である。

　血液中にあるカテーテルが原因で起こる感染症は、カテーテル感染症と呼ばれる。細菌の感染の原因は、輸液ルートの接続部やカテーテルとの接続部から細菌が入ったり、細菌で汚染された輸液製剤が用いられた場合や、介護者の手指の汚染によるものである（**図9**）。

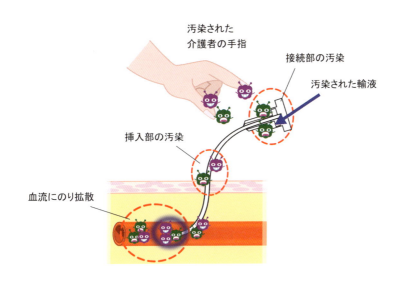

図9　細菌の侵入経路

<管理の実際>

カテーテル感染症は、清潔を保つことで予防することができる。中心静脈カテーテル管理を実施する前後は、必ず手指衛生をする。

1. 薬剤管理
   - 清潔に作業できるスペースを作る。周りに食べ物のカスやほこりなどがないよう、清掃したのちに作業をする。
   - 調剤した薬剤は室温に置いておくと細菌が繁殖するため、できるだけ速やかに使用することが基本である。
   - 輸液バッグのシールをはがした後は混注口や接続部には絶対に触らないようにする。

2. 挿入部の管理

中心静脈カテーテルには、皮下埋め込み式カテーテル(ポート)と体外式カテーテルの2種類がある。

① 完全皮下埋め込み式カテーテル(ポート)
   - 針を刺す場所は毎回ずらすようにして、連続して同じ場所へ刺さないようにする。
   - 針を刺す前後は70%イソプロピルアルコール消毒をしっかりと行う。
   - 針が動かないように固定し、薬剤注入中は刺入部をフィルムドレッシング剤かガーゼで完全に覆う。

② 体外式カテーテル
   - カテーテルの刺入部はフィルムドレッシング剤かガーゼで完全に覆い、フィルムドレッシング剤は週1回、ガーゼは週2回交換する。
   - 消毒は10%ポピドンヨードを用い、カテーテル刺入部から外へ円を描くように広範囲に消毒する。
   - カテーテルの消毒は、原則として週1回は必ず行う。
   - 入浴やシャワーで湿気を帯びた場合も、必ず消毒する。
   - 輸液ルートは、曜日を決めて週1回定期的に交換する。ただし、血液・血液製剤・脂肪乳剤の投与に使用する輸液ルートは、24時間以内に交換する。

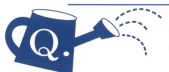

輸液ボトルのゴム栓は、シールがついていても消毒は必要ですか？

未開封の輸液ボトルのゴム栓部分には、プラスチックのシールが清潔な状態で貼られていますが無菌性の保証はなく、また、シールをはがす際に手が触れる可能性があります。ゴム栓部分はアルコール綿でよく拭いて消毒する必要があります。

文献

1) 在宅中心静脈栄養法（HPN）の手引き：< http://www.otsukakj.jp/healthcare/home_nutrition/hpn.pdf. >
2) 血管内留置カテーテル由来感染の予防のための CDC ガイドライン 2011.
3) 日本静脈経腸栄養学会，編：静脈経腸栄養ガイドライン第 3 版．照林社 2013; 64-110.
4) NPO 法人 HAICS 研究会 PICS プロジェクト：訪問看護師のための在宅看護テキスト．メディカ出版 2008; 111-5.
5) 押川真喜子，坂本史衣，他：これだけは知っておきたい！在宅での感染対策 訪問看護のための基本と実践．日本看護協会出版会 2008; 66-8.

G 酸素療法

　酸素は体の正常な機能・生命の維持に不可欠なものである。体の中に酸素を十分に取り込めない場合には酸素療法を行うが、長期にわたり自宅で酸素吸入をする治療法のことを在宅酸素療法と言い、Home Oxygen Therapy の頭文字をとって、HOT（ホット）と呼んでいる。HOT は、酸素供給機器を家に置いて鼻チューブ（カニューラ）で酸素を吸入するもので、酸素吸入をしながら自分の家で生活をすることが可能となる。

　ここでは、在宅酸素療法における感染対策の留意点について述べる。

1. 加湿びんの管理
   ・加湿には、必ず精製水を使用する。
   ・加湿びんの精製水は、1週間に2～3回交換する。
   ・精製水は加湿びんの［下の水位］より少なくなる前に補充する。
   ・アルコールや消毒液と間違えないよう確認する。

2. カニューラ
   鼻に直接装着する部分は特に汚れがたまりやすい為、こまめに水洗いして乾燥させた後使用する。

3. 手洗い
   手袋をはずした後や痰などに汚染された物品への接触後は手を洗う。

4. 留意点
   酸素療法をしている人には風邪は大敵である。風邪をひかないために以下のことに留意する。
   ① うがいや手洗いを十分に行う。
   ② 食後は歯磨きをして、口の中を清潔に保つ。
   ③ 部屋の温度と湿度を適度に保つ。
      温度：夏は外気温マイナス3℃、冬は20～25℃程度
      湿度：50～60％
   ④ 時々、部屋の換気を行う。
   ⑤ 外部の人や家族が風邪をひいている時は、できるだけ近づかない。
   ⑥ 時々、布団を干して日光消毒する。
   ⑦ 栄養と睡眠を十分取り、規則正しい生活をする。
   ⑧ 痰が多い方は痰をこまめに出す。
   ⑨ 主治医と相談のうえ、インフルエンザや肺炎球菌の予防接種を受ける。

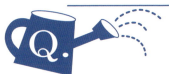

カニューラはどのくらいの頻度で交換すればよいですか？

A. 交換の頻度は特に決まっていませんが、鼻汁などで汚れたカニューラをずっと使用していると、細菌繁殖の原因になります。汚れたら交換すればよいですが、忘れないように1週間に1度など曜日を決めてもよいでしょう。

文献

1) 在宅酸素療法で快適に 在宅酸素療法を開始される患者様とご家族のためのHOT入門. エア・ウォーター・メディカル株式会社
2) CDC ガイドライン抜粋：院内肺炎を予防するための勧告 Recommendations for Preventing Nosocomial Pneumonia. < http://hica.jp/cdcguideline/guide/pneumo-recom.pdf >

H 経管・胃ろうケア

在宅の栄養管理に伴う感染リスクは、主として経管栄養剤の汚染や使用物品の汚染がある。

1. 経管栄養剤の汚染防止

- 経管栄養の準備や実施をする前は、必ず手指衛生を行う。
- 準備は経管栄養開始直前に行う。
- 経管栄養に用いる器具は専用とし、他の目的には使用しない。
- 開封した経管栄養剤は細菌が増殖しやすいので、通常は封をして冷所保存し24時間以内に使用する。
- 経管栄養施行中に、栄養剤のつぎたしはしない。

2. 使用物品の汚染防止

- 使用物品の内部や栄養剤の注入口、チューブの接続部分には触れないようにする。

- 使用物品を再利用する場合は、使用後に洗剤で洗浄し乾燥させる。チューブは中まで乾燥しにくいので、0.01％次亜塩素酸ナトリウムで60分以上浸漬するとよい。
- 洗浄しないまま放置した使用物品に、新たに経管栄養剤を注いで使用しない。

3. 胃ろう部のケア

胃ろう周囲は栄養剤や滲出液で汚染されやすく、汚染の放置は皮膚トラブルの原因になる。

- 清潔保持

　ろう孔が完成していれば入浴は可能である。胃ろう周囲は石けんを使用して洗う。

4. 誤嚥性肺炎防止

胃内容物の逆流により誤嚥性肺炎を起こす恐れがあるため、経管栄養施行中は可能であれば半座位（30〜45°頭を挙げた状態）とする。

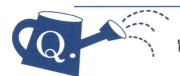

Q. 胃ろうでも口腔ケアは必要ですか？

A. 口からご飯を食べていないと、唾液が減少したり口腔内が乾燥して細菌繁殖の原因となります。汚れた唾液が肺に流れ込み、誤嚥性肺炎を起こす原因になるため、口腔ケアはしっかり行いましょう。

文献

1) 図解でわかる！みんなの感染対策基本ノート．Infection Control 2014年秋季増刊 メディカ出版 166-7.
2) NPO法人HAICS研究会PICSプロジェクト：訪問看護師のための在宅看護テキスト．メディカ出版 2008; 131.
3) 押川真喜子，坂本史衣，他：これだけは知っておきたい！在宅での感染対策 訪問看護のための基本と実践．日本看護協会出版会 2008; 84-5.

I 人工呼吸器

　人工呼吸器装着者は、非装着者に比べ肺炎を起こすリスクが 6 〜 21 倍と言われており、人工呼吸器装着者の 10 〜 25％が人工呼吸器関連肺炎を起こすと言われている。人工呼吸器関連肺炎を起こすと危険な状態になることもある。

　在宅での人工呼吸器療法は病院と変わらず、人工呼吸器管理・取扱い・感染防止となる。

　機械の使用方法はそれぞれの機械に合った内容を実施し、ここでは一般的な感染対策について述べる。

1. 体位

　半座位（30 〜 45°頭を挙げた状態）とする。胃内容物の逆流による誤嚥性肺炎を防止できる。

2. 人工呼吸器回路の交換頻度

　回路を頻回に交換すると回路が汚染されて、感染のリスクが高くなる。回路の定期的交換は特に決まっていないが、汚染が激しい場合などに交換すればよいと言われている。

3. 人工呼吸器回路の消毒

　温水と洗剤で分泌物を除去し、十分に乾燥させる。

4. 環境整備

　療養環境を整え、埃が舞い上がらないように適宜清掃する。室内の温度は 20 〜 25℃、湿度は 60 〜 80％程度にしておくとよい。

その他、人工呼吸器使用時の感染の原因・予防・対策を**表 2** にまとめた。

表2　人工呼吸器使用時の感染の原因・予防・対策

原因	予防・対策
・口腔、鼻腔からの唾液などのたれこみや胃内容物の逆流による誤嚥 ・汚染された手や器具からの細菌混入 　＊呼吸回路 　＊加湿器、水 　＊吸引チューブ 　　　　　　　　　など ・易感染状態	・吸引を確実に行い痰の貯留を避ける ・吸引時の清潔操作を確実に行う ・適切な間隔での回路交換 ・呼吸回路内にたまった水分の除去 ・操作前後の手指衛生

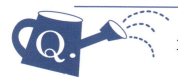

Q. 人工呼吸器の回路交換を忘れてしまいそうですが、どのようにすればよいですか？

A. 特に決まりはありませんが、1週間に1度など決めても良いと思います。ただし、1週間以内の頻回交換は感染リスクを高めるので避けましょう。

文献

1) 坂本史衣：基礎から学ぶ医療関連感染対策 標準予防策からサーベイランスまで 改訂第2版．南江堂 2012; 73-7.
2) NPO法人HAICS研究会PICSプロジェクト：訪問看護師のための在宅看護テキスト．メディカ出版 2008; 122-5.
3) 押川真喜子, 坂本史衣, 他：これだけは知っておきたい！在宅での感染対策 訪問看護のための基本と実践．日本看護協会出版会 2008; 78-83.

【II. 各論】 在宅医療・介護の留意点

2. 在宅・訪問時の留意点

　現在の在宅や介護の現場では血圧計や聴診器、吸引器、在宅酸素機器など様々な医療機器・製品・物品を使用する。これらは再使用可能な製品と、単回使用製品がある。医療機関で使用する場合、単回使用製品は厚生労働省からの通知[1)2)]により厳しく規制され、再使用を禁止している。再使用可能か否かについては、添付文書や取扱い説明書に記載されている。

　在宅や介護の現場でも、単回使用製品の再使用は本来控えるのが望ましいが、豊富な機器や物品、それらを管理する設備を備える医療施設とは異なるうえ、物品によっては入手数の限界、経済上の理由などにより単回使用製品を再使用している場合もある。この場合、利用者本人への感染や使用後の不適切な処理によるほかの利用者への感染に留意した処理を行う必要がある。以下に処理上のポイントを述べる。なお「スポルディングの分類」については先述の「Ⅰ-1 C（p.13）」を参照されたい。

A 医療機器・製品の使用後の取扱いについて

1. 処理方法のポイント（表3）

① 使用部位の確認について

　利用者に使用する製品が、どの部位に使用されているのかを確認する。製品の再処理を行うための分類方法に、スポルディングの分類がある。使用する部位によって、滅菌・高水準消毒・中水準消毒・低水準消毒の4つの処理方法のどれかを選択する。在宅や介護の現場では滅菌まで求める製品を使用することは稀であるが、中水準消毒・低水準消毒に該当する製品を使用する機会は少なくない。

② 製品の種類について

　使用する製品が、再使用が可能な製品か禁止されている製品かを確認する。製品に付属している取扱い説明書や添付文書を読み、どちらの製品か確認する。再使用可能な製品であれば適切に処理を施せば問題はない。再使用禁止製品の場合は、一回使用したら廃棄することが原則であるが、やむをえず再使用をしなければならない場合は次に記す製品の構造について検討する。

③ 製品の構造について

　製品を再処理するにあたり、汚染物を除去するために分解・洗浄を行うが、構造が単純であれば分解・洗浄は簡単にできる。しかし、構造が複雑であれば分解・洗浄する手間と時間が必要になり、洗浄後の乾燥でも時間を要する。在宅や介護の現場で可能かどうか検討する。

④ 製品の材質・耐熱性・耐圧性について

　製品の最終的な処理方法を決定する場合、製品の材質・耐熱性・耐圧性の有無も確認する必要がある。金属製品であれば、耐熱性があるため熱処理での方法が選択できるが、プラスチックやポリ塩化ビニルなどで製造されている製品は、耐熱性・耐圧性はない製品が多いため、熱処理は不向きであり、消毒液を使用する処理方法を選択する必要性がある。

⑤ 保管と使用回数について

　熱処理または消毒液での処理が終わった製品は、使用目的によってビニル袋や消毒液に浸漬（漬け込む）させる保管方法を選択する必要性がある。使用回数については使用頻度、汚染される頻度を考え、材質の劣化などによる破損が起こらない程度に使用回数を決め、定期的に交換する必要がある。

表3 実際の処理方法の例

品名	スポルディングの分類	保管方法・注意事項
血圧計 マンシェットカバー カフ	ノンクリティカル	・マンシェットカバー（布製）は、交換する日を決めておく。予備を持っていると交換しやすい ・利用者ごとに皮膚に触れる部分（マンシェットカバーの内側）をアルコール綿で清拭する ・体液の汚染物が付着した場合は、汚染物を除去した後、耐熱性がある場合には熱水80℃10分以上の洗濯か、0.01%次亜塩素酸ナトリウムに1時間浸漬消毒した後に乾燥させ、ビニル袋に入れて保管する ・ゴム製のカフの場合は、アルコール類の消毒液を使用すると劣化を早めることがあるので微温湯を絞ったガーゼや布クロスで清拭する ・表示パネルはアルコール綿を使用してもよいが変色する可能性がある
聴診器 チェストピース	ノンクリティカル	・チェストピース部分には、溝があるため、定期的に分解して汚れを除去する ・利用者ごとにチェストピース部分をアルコール綿で清拭消毒する
体温計	ノンクリティカル（腋下体温計） ＊口腔体温計はセミクリティカルとなる	・利用者ごとにアルコール綿で清拭消毒する ・ケースの内側は毎回消毒する必要はないが、必要時は0.01%次亜塩素酸ナトリウム[3]に1時間浸漬消毒する
吸引カテーテル（口腔内）	セミクリティカル	1日1本使用の場合 ・使用後にカテーテルに通水し（水道水）、空気を吸引し内腔を乾燥させる。外側をアルコール綿で清拭した後、乾燥した清潔な蓋つき容器に入れて保管する ・カテーテルは使用回数を決めて使用する ・通水容器の水は1回ごとに吸いきり、1日1回は洗浄する

吸引器の排液瓶	ノンクリティカル	・中身を廃棄後、洗浄し乾燥させる ・消毒する場合は、0.1％次亜塩素酸ナトリウムに30分間浸漬消毒する
尿器 ポータブルトイレのバケツ	ノンクリティカル	・洗浄後に0.1％次亜塩素酸ナトリウムに30分浸漬し、乾燥させる。
車椅子・松葉杖	ノンクリティカル	・手のよく触れるところを除菌クロスやきれいな布クロスで清拭する

※写真は製品の一例である

文献

1) 厚生労働省医政局長：単回使用医療用具に関する取り扱いについて．医政発第0209003号．平成16年2月9日
2) 厚生労働省医政局長：単回使用医療機器（医療用具）の取り扱い等の再周知について．医政発0619第2号．平成26年6月19日
3) インフェクションコントロール編集室：図解でわかるみんなの感染対策キホンノート．2014年秋増刊．大阪：MCメディカ出版 2014；124-31．

※本項は茅ヶ崎中央病院 滅菌管理技士 飯干剛志氏より情報提供していただいたものである。

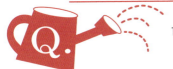

1. 医療施設で製品を再使用する場合はどのような手順になりますか？

医療施設における再使用の処理工程は、分解→洗浄→乾燥→適正な処理（熱処理や消毒液での処理）→組立→包装→保管というかなり厳重な工程です。

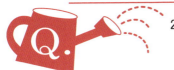

2. 物品を消毒する場合、キッチンハイターと熱湯消毒するのではどちらが望ましいですか？

キッチンハイターには次亜塩素酸ナトリウムという中水準の消毒成分が含まれていますので、正しく使用すれば、かなりの微生物を取り除くことができますが、熱処理ができる製品であれば、熱湯消毒を行うのが経済的でかつ環境にも影響がありません。ただし火傷をしないように注意しましょう。

B 簡易検査機器の扱い

1. はじめに

患者の側にて小型で持ち運びが容易な機器または迅速検出試薬（キット）を用いて行う検査は、POCT(Point-of-Care Testing)と称されている。POCTには携帯型機器による血糖測定をはじめとし、血液ガス、電解質、HbA1c、尿素窒素(UN)、クレアチニン、脂質を測定する検体検査、超音波検査、心電図検査などの生理機能検査、試験紙やキットによる尿検査、心筋マーカー検査、インフルエンザウイルス、ノロウイルス、肺炎球菌、レジオネラ菌などの検査がある。

現在では在宅・介護の現場で携帯型機器やキットによって検査が行えるようになり、治療指針がリアルタイムに決定できるようになった。POCTは在宅医療においても有効利用されている[1]。

2. POCT対応検体検査機器の感染管理

　糖尿病患者の良好な血糖コントロールのためには自宅での自己血糖測定(self-monitoring of blood glucose：SMBG)は不可欠であり、そのための検査機器として血糖自己測定器(SMBG機器)が用いられている。SMBG機器は患者自身(個人のみ)による自宅でのモニタリング(経過観察)を目的としている。これに対してPOCT対応機器による血糖測定は、医療従事者が医療現場で診断およびケア(治療)を目的として多数の患者を対象に使用する。

　通常SMBG機器およびPOCT対応機器による血糖測定は指先部からの血液を用いるため、血液曝露を最小限にすることが感染防止対策の基本である。特にPOCT対応機器による検査は不特定多数の患者の指先部からの血液を用いて行うため、個人のみが使用するSMBG機器よりも感染防止対策と衛生管理を徹底しなければならない[2]。また、訪問時に看護師や臨床検査技師によって指先部からの血液ではなく静脈から採血した少量の血液を用いて検査を実施することもある。血液を用いる検査の際には以下の標準予防策を実施する。

- ・利用者の血液は感染の危険性があると考え、手袋、マスク、ガウン(必要に応じて)の個人防護具を着用する。
- ・利用者に対応する前後と検査機器で測定した後は必ず手指衛生を実施する。
- ・擦式アルコール製剤による手指衛生を実施していても、アルコールに抵抗性のある微生物も存在することから、必要に応じて石けんおよび水道水による手洗いを実施する。
- ・ディスポ用の穿刺針を装着する穿刺器具を使用するというような、複数人による穿刺器具の共用を回避する。
- ・穿刺針の単回使用を徹底するため、穿刺器具全体がディスポーザブルとなっていて構造上二度使用することができない器具を使用する(**図10**)。
- ・検査を行う場所として、まわりに物が置かれてなく、清潔が保持できる場所を確保する。

【II. 各論】 在宅医療・介護の留意点

- 分別した廃棄容器（血液汚染、鋭利器材などの感染性廃棄物用と非感染性廃棄物用）を配置する。
- 検査機器の利用者に触れる部分は、毎回検査終了後にアルコール消毒（清拭）を実施する。
- 血液による汚染がある場合は、汚染箇所の清拭除去およびアルコール消毒を実施する。
- 介護施設の場合は、検査を行う室内の机や椅子、ドアノブなど、従事者や利用者などが頻繁に接触する箇所は定期的に清拭し、必要に応じてアルコール消毒を実施する。

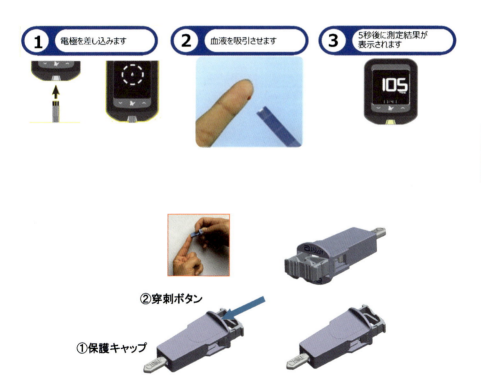

図10　穿刺器具

3. POCT 対応試薬の感染管理

　検体を滴下するだけで検査を行えるイムノクロマトグラフィー法などを採用したキットが、POCT 対応試薬として市販されている。これらのキットは目視によって判定でき、操作も簡便であり、迅速診断に適している。また、キットによる検査は机上の狭いスペースで行うことができる。

　イムノクロマトグラフィー法のキットには少量の血液を用いて急性心筋梗塞の診断ができる心筋トロポニン（TnT、TnI）や心臓型脂肪酸結合蛋白（H-FABP）などの心筋マーカー（**図 11**）、尿を滴下するだけで排卵日や妊娠を推定できる試薬などがあるが、最も頻用されているのは感染症の検査である。感染症の迅速検出キットによる検査は、操作自体は簡便であっても、検体採取時や検査時に検査者への感染のリスクが非常に高い。このため、感染症の検査は医療機関に任せることが望ましいが、感染症検査を含め、介護施設でキットを用いて検査を行う際には以下の標準予防策を実施する。

- 感染防御（特に飛沫感染）のため、検体採取時には手袋、マスク、ゴーグル、ガウンの個人防護具を着用する。感染症以外の検査でも手袋、マスク、ガウン（必要に応じて）の個人防護具を着用する。
- 感染症の検査でも感染症以外の検査でも検査試料は感染の危険性があると考え、検査時は手袋とマスクの個人防護具を着用する。
- 利用者に対応する前後と検査後は必ず手指衛生を実施する。
- 擦式アルコール製剤による手指衛生を実施していても、アルコールに抵抗性のある微生物も存在することから、必要に応じて石けんおよび水道水による手洗いを実施する。
- 検査を行う場所として、まわりに物が置かれてなく、清潔が保持できる場所を確保する。
- 分別した廃棄容器（血液・尿汚染、採取用の綿棒、検査後のキットなどの感染性廃棄物用と非感染性廃棄物用）を配置する。
- 検査試料や採取用の綿棒、利用者の血液や尿などによる汚染がある場合は、汚染箇所の清拭除去およびアルコール消毒を実施する。
- 介護施設の場合は、検査を行う室内の机や椅子、ドアノブなど、従事者や利用者などが頻繁に接触する箇所は定期的に清拭し、必要に応じてア

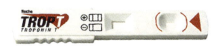
全血中心筋トロポニンT
検出用試験紙

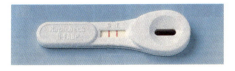
全血中H-FABP
迅速検出試薬

図11　心筋マーカー測定試薬

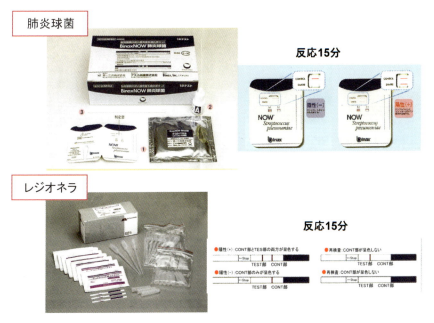

図12　尿中抗原迅速検出キット

ルコール消毒を実施する。

　介護施設では尿中抗原迅速検出キット（**図12**）を用いて市中肺炎の原因菌である肺炎球菌やレジオネラ菌の検査は行える。また、やむをえず介護施設においてインフルエンザのアウトブレイクを予防するためにキットによる検査を行う場合は、キットの使用説明書（添付文書）には具体的な注意が記載されていないことが多いため、少なくともエアロゾルの危険性、使用後廃

棄処理の方法、検査台の消毒、検査者の個人防護具、手洗いなどに注意を要する。ノロウイルスの検査は、アウトブレイクを予防する目的であっても感染力が非常に強いため、安全キャビネットのない介護施設では行ってはならない。

　感染症の迅速検出キットでは感度・特異度を考慮しなければならない。現在の迅速検出キットの感度からすると、迅速診断陰性は感染を否定するものではない。特に臨床症状を認める場合は、感染症を否定してはならない。しかし、特異度は高いので迅速診断陽性は感染と診断してよいと思われる。

　現在、病院ではベッドサイド検査にさまざまな感染症の迅速検出キットが導入されつつあるが、微生物検査技師が感染防止対策の点で取扱い（検体の採取法、採取時期、キットの使用法、判定法など）について医師や看護師などに教育・指導することが要求されている。

4. POCT 対応生理機能検査機器の感染管理

　わが国の POCT ガイドライン[3]に記されている POCT の定義に、「POCT とは被検者の傍らで実施する検査、被検者に見える検査」という文言がある。したがって、在宅医療で活用される携帯型心電図記録装置（携帯型心電計）や携帯型超音波診断装置などによる検査は POCT である。

＜携帯型心電計＞

　市販されている携帯型心電計は2つに大別される。メモリーカードに記録が保存され、液晶画面で波形を確認することやプリンターで波形をプリントアウトすることができるものと、持ち運びが容易で伝送機能があり、電話回線などで簡単にデータを送ることができるものがある。心電図検査を行う際には以下の標準予防策を実施する。

- マスク、手袋（必要に応じて）を着用する。
- 利用者に対応する前後は必ず手指衛生を実施する。
- 擦式アルコール製剤による手指衛生を実施する。また、必要に応じて石けんおよび水道水による手洗いを実施する。
- 心電計本体の表面や誘導コードおよび電極の汚れは、水または水で薄めた中性洗剤もしくは消毒用エタノールを含ませた軟らかい布を絞ったもので拭き取り、その後十分乾燥させる。

- 心電計本体の表面や誘導コードおよび電極の消毒が必要な場合は、消毒液を含ませた軟らかい布で清拭する。誘導ケーブルのコネクタ部は消毒液に漬けてはならない。また、紫外線照射やオゾンによる滅菌や消毒はプラスチック表面を劣化させるため行ってはならない。
- 介護施設の場合は、検査を行う室内の机や椅子、ドアノブなど、従事者や利用者などが頻繁に接触する箇所は定期的に清拭し、必要に応じてアルコール消毒を実施する（**表4**）。

表4　消毒剤と使用参考濃度[4]

消毒液（成分名）	参考濃度
消毒用エタノール	0.5%
塩化ベンザルコニウム	0.2%
塩化ベンゼトリニウム	0.2%

＜携帯型超音波診断装置＞

現在では超音波診断装置の小型化が進み、ハンディタイプのもの（**図13**）まで登場している。また、専用プローブの単体でも専用ソフトがインストールされているパソコンにUSB接続すれば超音波検査装置として利用できるものも市販されている。超音波検査を行う際には以下の標準予防策を実施する。

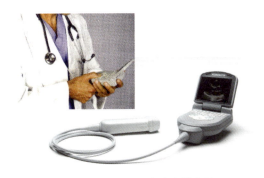

図13　携帯型超音波診断装置

- マスク、手袋（必要に応じて）を着用する。
- 利用者に対応する前後は必ず手指衛生を実施する。
- 擦式アルコール製剤による手指衛生を実施する。また、必要に応じて石けんおよび水道水による手洗いを実施する。

- 装置外装の一般的な清掃・消毒薬としては、水、中性洗剤、70%イソプロピルアルコールなどが使用されるが、基本は取扱い説明書で製造販売業者が指定する消毒薬・洗浄剤を使用して清掃する。
- プローブは使用後速やかにゼリーを拭き取り、水または製造販売業者が指定する洗浄剤で洗浄して乾燥させた状態にする。消毒は塩化ベンザルコニウムなど製造販売業者の指定する薬液を使用して行う。プローブには浸漬可能部分があるのでこれに従うが、プローブのコネクタなどの浸漬可能範囲以外の部分を水や洗浄剤の液体に漬けてはならない。
- 介護施設の場合は、検査を行う室内の机や椅子、ドアノブなど、従事者や利用者などが頻繁に接触する箇所は定期的に清拭し、必要に応じてアルコール消毒を実施する。

5. おわりに

近年、POCT対応機器・試薬の進歩は目覚ましく、手のひらサイズの検査機器も多数登場し、検査項目も多岐にわたる。しかも携帯型の検査機器は検体検査に限らず生理機能検査にも対応しており、在宅医療に欠かすことができない。

POCT対応機器・試薬の取扱いは「簡単」「便利」であるが、生体試料を用いたり患者に直接触れたりして検査を行うため、感染防止対策は必須である。「正しい取扱いができる」とは「操作」のみでなく、「感染防止対策」が含まれていることを理解したうえでPOCT対応機器・試薬を使用しなければならない。

文 献

1) 〆谷直人:POCT(point of care testing)の現状と今後の課題.医療機器学 2010; 80(4) 317-24.
2) 岡崎光洋,赤羽根秀宣,三浦雅一:検体測定室ハンドブック 開設から運用まで.じほう 2015; 274-6.
3) 日本臨床検査自動化学会 POC技術委員会:POCTガイドライン第4版.日本臨床検査自動化学会会誌 2018; 43(suppl. 1)印刷中.
4) 日本臨床工学技士会 医療危機管理業務検討委員会:医療機器を介した感染予防のための指針.感染対策の基礎知識.日本臨床工学技士会 2016; 82-3.

C 在宅や介護の現場での予防接種

1. はじめに

　在宅や介護の現場では、日常的に利用者と接しているため、様々な疾患に罹患したり、それらを他者に感染させたりする危険性がある。それらの疾患の中には、ワクチンにより予防出来るものが多い。在宅や介護の現場において予防接種を通して免疫を獲得しておくことは、自身の利益になるばかりでなく、利用者の健康を守るためにも大切なことである。ここでは、一般的な予防接種全般に加え、医療関係者および介護者が接種を考慮すべきワクチンを取りあげ解説する。

2. 予防接種全般について

＜予防接種の意義＞

　予防接種は、病原体に対する免疫の獲得・増強を目的に行われ、感染症の発症・重症化予防、蔓延防止の効果がある。予防接種で予防できる感染症はよく知られており、妊娠期に風疹に罹患することで発症する先天性風疹症候群や新生児水痘は有名である。また、予防接種はがん予防にも効果が期待でき、B型肝炎ワクチンは肝がんの予防、ヒトパピローマウイルスワクチンは子宮頸がんの予防効果が期待される。ワクチン接種にあたり、感染症の発生状況、罹患あるいは重症化しやすい年齢などを考慮し、接種率を高めることが有用である。

＜予防接種の対象疾患＞

　予防接種には、予防接種法に基づき実施される「定期接種」と予防接種法に基づかない「任意接種」がある（**表5**）。

＜ワクチンおよび抗毒素＞

　ワクチンは、生ワクチン（病原性をきわめて弱くした細菌・ウイルス）、不活化ワクチン（病原性をなくした細菌・ウイルス、またはそれらの抽出物）およびトキソイド（無毒化した細菌の毒素）に大きく分類される。また、発病の予防・治療のために抗毒素がある（**表6**）。

表5　予防接種の対象疾患

「定期接種」対象疾患	A類疾病	ジフテリア、百日咳、破傷風、ポリオ、麻疹、風疹、日本脳炎、BCG、小児の肺炎球菌感染症、インフルエンザ菌b型感染症、水痘、B型肝炎
	B類疾病	インフルエンザ、高齢者の肺炎球菌感染症
「任意接種」対象疾患		おたふくかぜ、A型肝炎、ロタウイルス感染症、狂犬病、黄熱、髄膜炎菌感染症

表6　ワクチンおよび抗毒素

ワクチン	生ワクチン	ウイルス	麻しん風しん混合、麻しん、風しん、おたふくかぜ、水痘、黄熱、ロタウイルス、ポリオ
		細菌	BCG
	不活化ワクチン	ウイルス	日本脳炎、インフルエンザ、狂犬病、A型肝炎、B型肝炎、ポリオ
		細菌	沈降精製百日咳ジフテリア破傷風、肺炎球菌、インフルエンザ菌b型、髄膜炎菌
		ウイルス・細菌	沈降精製百日咳ジフテリア破傷風－不活化ポリオ混合ワクチン
	トキソイド	毒素	ジフテリア、破傷風
治療薬		抗毒素	ジフテリア、ガス壊疽、ボツリヌス、まむし、はぶ

＜ワクチン接種前の注意＞

① 予診

　　予防接種を希望する人が、接種不適当者に該当しないか、体調に問題がないかなどを判断するためには予診票の活用が重要である。問診事項は安全に予防接種が実施可能かを判断するのに重要であり、本人（または保護者）が十分に内容を把握する必要がある。問診におけるチェック項目は、発熱・慢性疾患の有無、けいれんの既往、過敏症・妊娠の有無、感染症の既往、免疫抑制剤の使用および治療中の疾患の有無、これまでの予防接種歴が該当する。

② 接種不適当者・要注意者

　　接種不適当者とは、接種を受けることが適当でない者であり、接種はできない。接種要注意者とは、接種に際し注意を要する者であり、健康状態および体質を考慮した上で、接種の可否を判断する。接種不適当者・要注意者は、予診を行うことにより把握できる。

<ワクチンの接種間隔>

　生ワクチン接種の場合は、副反応を避けるため中 27 日以上の間隔をあけて次のワクチンを接種する。不活化ワクチンおよびトキソイド接種の場合は、中 6 日以上の間隔をあける（**図 14**）。ただし、同じ種類のワクチンを複数回接種する場合は、推奨される接種間隔が定められているので、そのスケジュールに沿って接種する。ここでは例として B 型肝炎ワクチンを示す（**図 15**）。

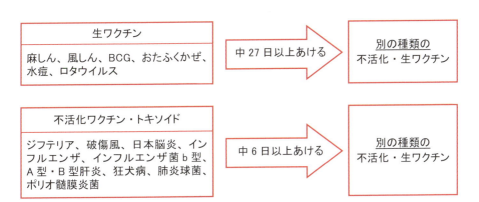

図 14　予防接種を受ける場合の接種間隔

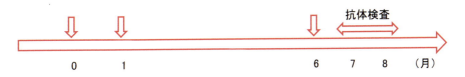

・ワクチン接種は HBs 抗原蛋白 10μg(0.5 mL)を皮下または筋肉内に投与する。
・接種は初回投与に引き続き、1 ヵ月後、6 ヵ月後の 3 回投与を 1 クールとする。
・1 クールのワクチン接種後、1 〜 2 ヵ月後に HBs 抗体を測定し、陽性化を確認する。

図 15　同一ワクチンの接種間隔：B 型肝炎ワクチン

＜ワクチン接種後の注意＞

　アレルギーなどの有害事象は接種後30分以内に起こることが多く、接種後は30分程度、様子をみることが大切である。特に緊張している場合や、これまでに採血や注射などで気分が悪くなったことがある場合は、ベッドに横になって接種する方法も有効である。まれに注射の痛みや不安などにより、気分不良・血圧低下・失神などの症状（血管迷走神経反射）がみられるが、横になり休息をとることで回復する。血管迷走神経反射は、採血の時に起こることもあり、献血後に気分不良、吐き気、めまいなどが0.9％、失神に伴う転倒が0.008％起こったと日本赤十字社のホームページに記載されている[1]。

3. 在宅や介護の現場にて医療関係者・介護者が接種を考慮すべきワクチン

＜B型肝炎ワクチン＞

　B型肝炎ウイルスは血液媒介感染の病原体の中で、最も感染力が強いとされる。感染者の血液には最大10^{10}/mLものウイルスが含まれており[2]、また乾燥した環境表面でも7日以上にわたって感染力を維持するとの報告もある[3]。B型肝炎ウイルスは、患者に使用した鋭利物による切創、血液・体液の粘膜への曝露、小さな傷や皮膚炎などへの曝露でも感染が成立する可能性がある。以上からも、すべての医療関係者・介護者への接種の実施が望ましい。

　B型肝炎ウイルスに感染した場合、2～6ヵ月の潜伏期の後に30～50％の患者で急性肝炎を発症し、そのうち1％弱が劇症肝炎となり致死的転帰をとる。このようにB型肝炎ウイルスの感染は、重篤な健康被害を生ずることが知られている。

　ワクチン接種により40歳未満では約92％、40歳以上では約84％で基準以上の抗体価を獲得する[4]。抗体を獲得した場合、以後B型肝炎ワクチン陽性血に曝露されても、B型肝炎の発症はないことが報告されている[5]。免疫獲得者では、22年以上にわたる急性肝炎や慢性B型肝炎の発症予防効果が認められている[6]。

　B型肝炎ワクチンは初回投与に引き続き、1ヵ月後、6ヵ月後の3回投与を1クールとする。1クールのワクチン接種を実施しても抗体価が上がらなかった場合は、もう1クールの再接種が推奨される。再接種者の30～50％で抗体を獲得すると報告されている[7]。2クール接種でも抗体陽性化がみら

れなかった場合は、追加接種での抗体陽性化は期待できず、「ワクチン不応者」として血液・体液暴露に際して十分な対応と経過観察を行う。このような「ワクチン不応者」がB型肝炎ウイルスに曝露した場合、抗HBs人免疫グロブリンの投与を行う。その場合は、事故発生直後とその後1ヵ月の2回投与が推奨されている。

＜インフルエンザワクチン＞

　インフルエンザワクチンは、接種から効果が現れるまで通常2週間程度かかり、約5ヵ月間効果が持続する。地域差はあるが、インフルエンザの流行は12月下旬から3月上旬が中心となるので、12月上旬までに接種を完了することが望ましい。

　米国では予防接種の実施に関する機関から、65歳以下の健常成人での発症予防効果は70～90％であり、施設内で生活している高齢者での発症予防効果は30～40％と減少するが、入院および肺炎を予防する効果は50～60％、死亡の予防効果は80％であったと報告されている[8)9)]。

　基礎疾患を有する者（心臓、腎臓もしくは呼吸器の機能に障害がある者）や65歳以上の高齢者は、インフルエンザ罹患により、肺炎などの合併症を起こして重症化するリスクが高く、接種が強く推奨される。在宅や介護の現場における医療関係者・介護者は、これらハイリスク者と日常的に接触しており、積極的な接種が望ましい。前年にインフルエンザの予防接種を受けていれば、1回接種でも追加免疫による十分な効果が得られる。医療関係者・介護者の大半は接種歴があり基礎免疫を持っているので、年1回の接種で十分と考えられる。

　インフルエンザに対する治療薬も実用化されているが、感染予防に手指衛生やワクチンを接種することが最も効果的な手段である。特にインフルエンザ患者と接触するリスクの高い医療関係者・介護者は、自身への感染防止、患者や他者への感染防止の点からも、積極的にワクチン接種を受けることが望ましい。

＜麻疹・風疹・流行性耳下腺炎・水痘ワクチン＞

　医療関係者・介護者が麻疹・風疹・流行性耳下腺炎・水痘を発症すると、本人の重症化の可能性に加え、他者への感染源となる。医療関係者・介護者がこれらを発症した施設では、多数の抗体価測定や予定手術の延期など、医療経済的にもきわめて大きい影響が報告されている[10)][11)]。水痘についても院内発症を経験した小児医療施設のうち、19％は病棟閉鎖になったことが報告されている[12)]。

　一般的に小児における感染症であるが、成人においても免疫がなければ発症し、重症化や時に死亡する可能性がある。2008年に若者を中心に全国流行した麻疹[13)]、2013年に成人男性を中心に全国流行した風疹に代表されるように[14)]、ひとたびウイルスが持ち込まれると流行する。

　麻疹と風疹は2回の予防接種が小児の定期接種に導入されているため[15)]、小児の患者数は減少し、成人の方が多く発症している[13)][14)]。一方、水痘・流行性耳下腺炎については、小児を中心に毎年数十万人規模の患者が発生しており、2014年より水痘については定期接種に追加された。米国では4疾患ともに2回接種が徹底されており、麻疹・風疹のみならず、水痘も重症者・死亡者が激減したことが報告されている[16)]。

　いずれのワクチンも1回接種で90％以上の免疫獲得が期待されるが、数％の1次性ワクチン不全や、接種後の時間経過と共に免疫が低下し発症する2次性ワクチン不全が知られている[17)]。感染症流行予測調査事業によると、麻疹・風疹の1回接種後の抗体保有率は約95％、2回接種後の抗体保有率は約99％とされている[18)]。過去の接種状況・抗体価に併せた対応が重要と考えられる（**図16**）。

　これら4つのワクチンは生ワクチンであり、中27日以上の間隔を空けて接種する必要がある。また、女性の接種に際しては、妊娠している可能性がないことを確認し、接種後2ヵ月間は妊娠を避ける必要がある。麻疹と水痘の感染経路は空気・飛沫・接触感染、風疹と流行性耳下腺炎の感染経路は飛沫・接触感染であることから、医療関係者・介護者の状況に応じたワクチン接種が望ましい（**図16**）。

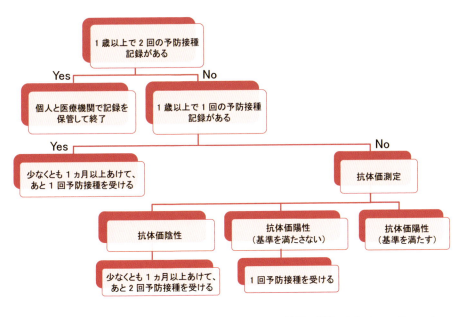

図16 麻疹・風疹・流行性耳下腺炎・水痘ワクチン接種に際してのフローチャート

　麻疹と水痘は曝露後72時間以内に緊急ワクチン接種をすることで、発症を予防できる可能性があるが[19]、風疹と流行性耳下腺炎については、緊急ワクチン接種の有効性に関するエビデンスは得られていない。しかし、曝露者にワクチン接種を行うことで、免疫を獲得するとの考えから米国ではワクチン接種が勧められている[19]。

4. 在宅や介護の現場にて医療関係者・介護者が接種を考慮すべき各ワクチンの副反応

＜B型肝炎ワクチンにおける症状＞

　不活化ワクチンであり、特有の副反応は知られていない。

＜インフルエンザワクチンにおける症状＞

　副反応は軽微で、10～20％で局所の発赤、腫脹などをきたすことがあるが、通常、2～3日で消失する。全身性の反応としては、5～10％で発熱、頭痛、悪寒などがみられるが、通常は軽微で、2～3日で消失する。

<麻疹・風疹・麻疹風疹混合・水痘・おたふくかぜワクチンにおける共通の症状>
① 局所の発赤、腫脹などがみられる場合があるが、通常、2～3日中に消失する。
② まれに（100万人あたり1人程度）急性血小板減少性紫斑病があらわれることがある（風疹に罹患した場合は、3,000～5,000人に1人の割合で血小板減少性紫斑病を合併する）。

<麻疹・麻疹風疹混合ワクチンにおける共通の症状>
① 1回目の接種においては、接種から5～14日後、だるさ・発熱・発疹などがあらわれることがある。20～30％程度に37.5℃以上の発熱がみられる場合がある。これらの症状は、通常1～3日で消失する（2回目の接種においては、1回目より頻度は低く、発熱は約10％とされている）。
② 10～20％に軽度の麻疹様発疹を伴うことがある（2回目の接種においては、1回目より頻度は低く、発疹は約2％とされている）。
③ まれに（100万人あたり1人以下）脳炎の発生が知られている（麻疹に罹患した場合は1,000人に1人、風疹に罹患した場合は、4,000～6,000人に1人の割合で脳炎を合併する）。

<風疹ワクチン、麻疹風疹混合ワクチンにおける共通の症状>
下痢・嘔吐・関節痛などの症状を認めることがあるが、通常、2～3日で消失する。

<水痘ワクチンにおける症状>
① 接種後1～3週間頃に、発熱・発疹が発現することがあるが、通常、2～3日で消失する。
② ハイリスク者に接種した場合、接種後14～30日に発熱を伴う水疱性発疹が発現することがある。

<おたふくかぜワクチン>
① 1回目の接種の場合、接種後2～3週間頃に、発熱・耳下腺腫脹などの症状がみられることがあるが、通常、2～3日で消失する。
② 接種後、ワクチン接種との関連性が疑われる無菌性髄膜炎・難聴が生じることがある。

5. おわりに

現在、わが国で一般的に接種が行われているワクチンのなかから、特に在宅や介護の現場にて接種が必要と考えられるワクチンについて解説した。在宅や介護の現場においては、医療機関同様に、予防接種歴・免疫保有状況に応じたワクチン接種が必要と考えられる。在宅や介護の従事者および利用者、医療関係者が様々な流行性疾患を発症しない体制の構築が望まれる。

文献

1) 日本赤十字社ホームページ：献血いただく前に. < http://www.jrc.or.jp/donation/about/before/ >
2) Ribeiro RM, Lo A, Perelson AS: Dynamics of hepatitis B virus infection. Microbes Infect. 2002; 4(8): 829-35.
3) Bond WW, Favero MS, Petersen NJ, et al: Survival of hepatitis B virus after drying and storage for one week. Lancet 1981; 7;1(8219):550-1.
4) Averhoff F, Mahoney F, Coleman P, et al: Immunogenicity of hepatitis B Vaccines. Implications for persons at occupational risk of hepatitis B virus infection. Am J Prev Med. 1998; 15(1):1-8.
5) McMahon BJ, Dentinger CM, Bruden D, et al: Antibody levels and protection after hepatitis B vaccine: results of a 22-year follow-up study and response to a booster dose. J Infect Dis 2009; 200(9):1390-6. doi: 10.1086/606119.
6) Leuridan E, Van Damme P: Hepatitis B and the need for a booster dose. Clin Infect Dis 2011; 53(1): 68-75. doi: 10.1093/cid/cir270.
7) Hadler SC, Francis DP, Maynard JE, et al: Long-term immunogenicity and efficacy of hepatitis B vaccine in homosexual men. N Engl J Med 1986; 315(4): 209-14.
8) Prevention and control of influenza: recommendations of the Advisory Committee on Immunization Practices (ACIP), 2008. MMWR Recomm Rep 2008 57(RR-7): 1-60.
9) Influenza vaccination of health-care personnel: recommendations of the Healthcare Infection Control Practices Advisory Committee (HICPAC) and the Advisory Committee on Immunization Practices (ACIP). MMWR Recomm Rep 2006; 55(RR-2): 1-16.
10) 井上卓：常勤医師に発症した水痘に対する医療関連感染対策. 日本環境感染学会誌 2009; 24(4): 244-9.
11) 寺田喜平, 新妻隆宏, 萩田聡子, 他：麻疹の院内感染とその後の抗体検査及び対策 医療経済的な検証も含めて. 感染症学雑誌 2001; 75(6): 480-4.
12) 勝田友博, 中村幸嗣, 鶴岡純一郎, 他：大規模小児施設における院内水痘発症状況. 日本小児科学会雑誌 2011; 5(3): 647-52.
13) 国立感染症研究所ホームページ麻疹：< https://www.niid.go.jp/niid/ja/diseases/ma/measles.html >

14）国立感染症研究所ホームページ風疹：< https://www.niid.go.jp/niid/ja/diseases/ha/rubella.html >
15）国立感染症研究所ホームページ予防接種情報：< http://www.niid.go.jp/niid/ja/vaccine-j.html >
16）Bialek SR1, Perella D, Zhang J, et al: Impact of a routine two-dose varicella vaccination program on varicella epidemiology. Pediatrics 2013; 132(5): e1134-40.
17）吉澤裕義, 三好幸三, 原 俊博：当院職員を対象とした麻疹抗体価測定およびその年齢階層別分析. 日本環境感染学会誌 2009; 24(6): 411-6.
18）国立感染症研究所ホームページ感染症流行予測調査：< https://www.niid.go.jp/niid/ja/yosoku-index.html >
19）岡部信彦, 監修, 米国小児科学会, 編集：最新感染症ガイド R-Book 2012. 日本小児医事出版社 2013.

【Ⅱ. 各論】在宅医療・介護の留意点

3. 感染拡大防止の対応

　抵抗力の落ちている高齢者や寝たきり状態の方を介護する場面では、感染症にかかってしまうと生命の危機に陥ることも考えられる。そのため、手洗い・咳エチケットなど感染対策の基本である標準予防策を、日頃から遵守しておくことが大切である。また、家庭内に感染を持ち込まないように、介護者も健康管理に注意すること、どんなに忙しくても感染対策を省略しないこと、要介護者の「あれ？いつもとちがう」という変化に気づくこと、身体状況などに異変が見られた場合は早期に受診するなどが感染拡大防止につながる。

A 本人、家族の対応の仕方

　感染症の早期発見のためには、日頃からの状態を観察することが大切である。特に高齢者は自ら症状を訴えないことが多いため、介護者ができるだけ早く"いつもと違う"ことに気づくことが、感染拡大防止において重要である（**表7**）。
　気になる症状がある場合、感染症を疑い、次のことを確認する。
・いつから症状が出現しているか？
・最初に出現した症状は何か？
・症状は変化しているか？
　　変化している場合は、
　　① どのように変化しているか？
・同じような症状をもつ人が周りにいるか？
　　いる場合
　　① 誰か？
　　② いつから症状があるか？

③ 同じ食事をしているか？
④ トイレは共用しているか？

表7　観察のポイント

1. 意識	・受け答えがいつもより遅い ・ぼんやりしている
2. 熱	・いつもより高い、または低い
3. 食欲	・食事や水分摂取量が少ない
4. 顔	・目（充血している・黄色っぽい・目やにが出ている） ・鼻（鼻水・鼻づまりがある、くしゃみが多い） ・耳（耳だれが出る、痛みがある） ・口（唇が黒ずんだり乾いたりしている、口内炎がある）
5. のど	・赤くなっている ・咳が多い
6. 皮膚	・赤くなったり青くなったりしている ・痒みがある ・発疹・むくみ・腫れがある
7. 尿・便	・回数・量・色がいつもと違う ・血液や粘液が混じっている ・下痢や便秘がある ・排便・排尿時に痛みがある
8. 痰	・色（血液が混じっている） ・量が多い
9. 痛み	・どこが・どんな時・どの程度・どのように痛むか
10. 褥瘡	・床ずれが大きくなっている ・皮膚の色が黒っぽい ・滲出液の色が濁っている ・臭いが強い
11. その他	・吐き気がある ・その他普段と違うところがある

感染症を疑う症状がある場合は、家族にも協力してもらうことが大切である（**表8**）。

表8　気になる症状と拡大防止策のポイント

気になる症状	拡大防止策のポイント	
発熱 咳 痰	マスク	咳のある人にはマスクを勧め、介護者もマスク着用
	換気	病原体が部屋にこもらないように、換気を行う
	その他	直接、飛沫を浴びないよう、咳のある人の正面ではなく、斜め前に立つようにする
発疹 夜間増強する痒み	予防衣	長袖で袖口にゴムが入った予防衣を着用
	靴下	訪問時に着用し、退出時に履き替える
	衣類・寝具リネン	シーツ・寝具・下着・寝巻きなど、肌に触れるものは、できるだけ毎日交換し、通常の方法で洗濯する
	入浴	入浴は最後にしてもらう
	掃除と換気	周囲の清潔を保つよう、毎日こまめに掃除機をかけ、また定期的に換気を行う
下痢 腹痛 嘔吐など	掃除・消毒	便などが付着した所は、念入りに掃除し、必要に応じて消毒をする
	排便時	排便後は、水道の蛇口・ドアノブ・水洗レバーなどを直接触らないよう、ペーパータオルなどを使う
	手拭きタオル	ペーパータオル、個人専用タオルを使用する
	衣類・寝具リネン	便や吐物で汚れた衣類・寝具・リネンなどは、他人のものとは別に洗濯する
	入浴	入浴は最後にし、浴槽の水は毎日換え、浴槽や床、洗面器などの掃除もする

感染の可能性があるものに触れる時には手袋を着用する。
ケアの前後はうがい・手洗いを必ず行う。

B 医療スタッフの対応の仕方

1. 在宅医療・介護の特徴

　在宅医療の現状として、高齢化社会の進行や慢性疾患を抱えながらも、自宅で生活する患者が増加傾向にある。一般的に入院患者と在宅ケアを受ける患者（利用者）とでは、感染症へのリスク状態が異なり、病院や診療所、介護施設のような厳格な感染対策は、必ずしも求められていないことが多いが、在宅ケアにかかわるスタッフが感染源にならないようにすること、および患

者周囲に病原体を持ち込まない、患者から持ち出さないよう十分に配慮することが必要である。加えて在宅ケアにかかわる際には、医療スタッフが常駐している訳ではないことや、医療機関のような設備や器具が備わっていないため、病院と同様のケアを行うことは困難であると言える。従って、在宅ケアの現場では、患者像をはじめ、生活環境の個別性を踏まえた上で、日常生活で使用している物品を活用しながらその人に合った内容で、対応しなければならない。また、在宅ケアに携わる介護者は、医学的知識が少ない場合がある。そのような状況下であるため、医療スタッフは、退院時や往診、訪問看護の際に患者本人や家族の方に対し、適切な感染防止の知識、清潔と汚染の区別などについて指導する必要があると考える。まとめとして、在宅ケアにかかわる感染拡大防止の対応として、医療スタッフは、基本的行為である手指衛生などの標準予防策を遵守することや個人防護具を適切に使用することが大切である。他の利用者へと伝播させないよう注意しなければならないことを念頭に入れ、感染拡大防止に努めることが重要であると言える。

2. 在宅ケアと病院医療の違い（表 21（p.57）参照）[1)][2)]

　入院患者は、様々なデバイス（カテーテル）などが挿入されていることや免疫力低下・易感染状態という宿主因子のみならず、院内では多剤耐性菌という微生物因子がある。また加えて患者をはじめ医療従事者が対峙し容易に曝露しやすいという環境因子がある。

　一方、在宅ケアでは免疫力といった宿主因子は多少あるにせよ、医療機関にあるような微生物や環境因子が多くあるわけではない。

3. 接触感染予防策が必要な感染症 [1)]

　在宅において厳密な感染対策を実施することは困難であるため、**表 9、10**に示す感染症についてはできるだけ対策を取るよう求めていきたいと思う。特に、複数の利用者のケアを行う訪問スタッフは、診断した医師と相談して、防御が必要な期間について確認することが重要である。

　なお、多剤耐性菌について、どこまで在宅ケアで感染対策を求めるかはコンセンサスに至っていないため、各関係機関での取り決めを行うことが望ましいと考えられる。

表9　在宅ケアで経験する接触感染予防策が必要な感染症

感染症	防御が必要な期間
急性ウイルス性結膜炎	結膜の炎症が治まるまで
ウイルス性胃腸炎	下痢・嘔吐を認めず、かつ発症後5日間が経過
偽膜性腸炎	有効な抗菌薬が開始され、かつ下痢が治るまで
広範な褥瘡感染	排膿を認めなくなるまで
水痘・帯状疱疹	すべての病変が痂疲化するまで
滲出液・排膿のある蜂窩織炎	滲出液または排膿を認めなくなるまで
角化型疥癬	内服後4日間経過し、かつ落屑が飛散しなくなるまで
しらみ症	有効な治療開始後24時間まで

表10　在宅における身体ケアと手袋着用の要否[1]

ケアの対象	本人	家族	訪問スタッフ
健常な皮膚	不要	不要	不要
創傷のある皮膚	不要	不要	必要
接触感染予防策を要する疾患あり	不要	必要	必要
感染のある皮膚	必要	必要	必要

4. まとめ

在宅ケアと連携するにあたっては、利用者をはじめかかわる介護スタッフの方々との相談しやすい関係構築が大切である。個々の多様な生活背景を考慮しながら、その人らしい生活が送れるよう支援することが重要であると考える。

文献

1) 森下幸子, 田辺正樹：地域連携に使える！"はじめてさん"の感染対策マニュアル. Infection Control 2017; 2017年夏季増刊; 174-7.
2) 高山義浩：在宅ケアと感染対策. Infection Control 2014; 23(4): 86-90.

C 死後ケアと感染予防対策

1. 死後ケアを取り巻く現状

超高齢化社会を迎えている昨今、医療の高度な発達により医療行為も適時適切に行われる時代になった。

人々がそれぞれの人生を終え、最期の瞬間を迎える場所も多様化を見せる時代となっている。

1960年代は約80％の人々が自宅で死を迎えていたが、現代では様々な医療機関で末期を迎えるケースが約70％に達し、介護施設や診察所などで死を迎えるケースも僅かながら増加傾向にある。人々の死後を取り巻く環境も現代においては多様化を見せている。病と戦い逝った家族の亡骸を綺麗で清潔に送り出したいなどの思いや、日本人特有の死穢意識を考慮し、エンゼルケアや湯灌、そしてエンバーミングなど、審美的な部分を始め、公衆衛生的重要性にも注目が集まっている。また、それぞれの業務に従事する、医療関係者、湯灌業従事者、エンバーミングを行うエンバーマーなども業務上で常に不特定多数の人々と接するため、公衆衛生の観点から危険な感染症に対する予防の考え方や方法を再確認する必要があると思われる。

感染予防の基本指針として挙げられる代表的な考え方は、1996年にアメリカ疾病管理予防センターが発行した、隔離予防策ガイドラインにより提唱された“感染症の有無を問わず、全ての患者に適用する疾患非特異的な予防策”つまり、“スタンダードプリコーション（標準予防策）”といえる。

スクリーニング検査の結果により左右される可能性もあるが、人々の死後の問題に従事する“デスケアマネージメント”においては、スタンダードプリコーションに準じることが最良の選択と言える。大切なことは全てのケースに感染症ありきで考え、危険な感染症の連鎖を断ち切るという考え方である。

日々エンバーミングに従事するエンバーマーとして、医療従事者から彼らがご遺体に行っている処置方法は正しいかどうかという質問を受けるが、筆者の考えでは正しい処置が行われていると思う。

なぜなら筆者の職業柄、困惑していた死の瞬間から少し時間がたち、心に

落ち着きが戻り始めた頃にご遺族とお話をさせていただく機会も多くあるが、「看護師さんが故人のお顔を綺麗に拭いてくれて嬉しかった。」、「浴衣に着替えさせていただき非常に綺麗になった。」など、医療従事者への感謝の気持ちを表現されるからである。

しかし、限られた設備や技術の中で、安全でよりよいサービスの提供を望む従事者の方々が多くいることも事実である。

自宅で看取るケースや医療機関など、様々な事象があるが、死後から実際の葬儀式の流れを基本に感染予防のタイミングや必要要件などを紹介する。

2. ご遺体を取り巻く現状

図17に示した通り、葬儀式全体の基本的な部分は実際の火葬の日程により大きく左右される。葬儀会社の担当者はまず火葬日程を決め、その日程より遡り様々な式に関わる日程を決定し、なおかつそれぞれのクライアントのニーズに応える形の葬儀式サービスの提供を行う。

病院、介護施設などにおけるデスケアマネージメント従事者もまずは一連の葬儀式の流れ、および、スケジュールを把握しておくことにより、実務のタイミングや作業内容の変更など多様なクライアントの希望に最大限に沿ったサービスをより多く提供できる可能性が高くなる。現在の東京23区においての年間死亡者数は約11万人[1]に上り、その死者数に対し公営火葬場が2ヵ所（火葬炉総数30基）、そして民間火葬場が7ヵ所（火葬炉総数76基）あるが、合計106基の火葬炉で11万人強の火葬に対応している。しかし現在の日本の高齢化社会においては決して充分な数とはいえず、予約状況が混みあっている場合は葬儀日程が日延べされることもしばしばである。葬儀日程の日延べに伴い、必然的にご遺体自身の保管方法や保管場所にも注意して選択する必要が出てくる。方法はエンバーミングによる防腐や保冷庫の使用、またドライアイスの使用が一般的に行われている。

保管場所については、葬儀斎場、専用の保管所、公民館や自宅などがあるが、いずれの方法や場所においても従事者が安心で安全なサービスを提供するためには『公衆衛生的観点を重要視すること』が第一歩になるのではないだろうか。そのためには、公衆衛生やご遺体について正しい知識を持ち、想像力を働かせながら業務にあたることも大きく求められるであろう。

```
┌─────────────────────────────────────────────────┐
│         午前2時死亡 6時通夜式（仏式・会館安置）      │
├─────────────────────────────────────────────────┤
│ 02：00   故人様死亡                                │
│         エンゼルケア・病院にての故人様の体のご処置    │
│                                                 │
│ 03：30   故人様 会館またはご自宅に御安置            │
│         打ち合わせ（希望日程・喪主・宗派・新聞広告など）│
│                                                 │
│ 04：00   打ち合わせ（約1時間半から2時間）          │
│                                                 │
│ 09：20   日程及び時間確定                          │
│         ご親族・ご友人に連絡                       │
│                                                 │
│ 10：00   通夜式に向けての準備                      │
│                                                 │
│ 15：00   故人様納棺                               │
│                                                 │
│ 16：00   式場確認                                 │
│                                                 │
│ 17：00   受付・遺族焼香説明                        │
│                                                 │
│ 17：30   式場会場                                 │
│         遺族、遺族席に着席                         │
│                                                 │
│ 18：00   通夜式開式                               │
└─────────────────────────────────────────────────┘

┌─────────────────────────────────────────────────┐
│         午後2時死亡 6時通夜式（仏式・会館安置）      │
├─────────────────────────────────────────────────┤
│ 【1日目】                                          │
│ 14：00   故人様死亡                                │
│         エンゼルケア・病院にての故人様の体のご処置    │
│                                                 │
│ 15：30   故人様 会館またはご自宅に御安置            │
│         簡単な打ち合わせ（希望日程・喪主・宗派・新聞広告など）│
│                                                 │
│ 15：50   時間確定                                 │
│         ご親族・ご友人に連絡                       │
│                                                 │
│ 16：00   打ち合わせ（約1時間半から2時間）          │
│         祭壇・棺・骨壺など                         │
│                                                 │
│ 18：00   通夜式に向けての準備                      │
│                                                 │
│ 【2日目】                                          │
│ 10：00   通夜式の準備                             │
│                                                 │
│ 15：00   故人様納棺                               │
│                                                 │
│ 16：00   式場確認                                 │
│                                                 │
│ 17：00   受付・遺族焼香説明                        │
│                                                 │
│ 17：30   式場会場                                 │
│         遺族、遺族席に着席                         │
│                                                 │
│ 18：00   通夜式開式                               │
└─────────────────────────────────────────────────┘
```

図17　一般的な死亡からお通夜までの流れ

【II. 各論】 在宅医療・介護の留意点

　日々ご遺体に接するエンバーミングのフィールドで一番重んじられなければならない約束は『ご遺体に対する尊厳を持ち続け、決して忘れないこと』である。それと同時に作業環境については科学的見地から公衆衛生を考え、徹底することが重要である。

　以下はエンバーミング処置室において通常行われている公衆衛生保持の方法の一例である。

- 作業区域での飲食、喫煙の禁止
- 素手で触れてよい場所と汚染されている可能性のあるグローブ着用義務エリアの区分
- 施術者および立ち合い者のPPE（個人防護具）着用義務
- 感染性物質の飛散防止確認
- 正しい換気装置の設置
- スタンダードプリコーションの理解と励行
- 処置中に発生する廃棄物の正しい処理
- 汚染された場合の正しく速やかな洗浄、殺菌
- 処置後の施設および器具類の的確な洗浄、殺菌
- 使用後のPPEの適切な処置、処理
- 処置後の確実な手洗いおよび手指の消毒

　なお、PPEについては、適格な素材のグローブ、N95以上のマスク、ゴーグル、手術用ガウン、ディスポーザブルエプロン、長靴、白衣などが一般的に使用されている。洗濯をして再利用する手術着などは専用の洗濯機、乾燥機を設置し使用する。

　スタンダードプリコーションを正しく励行する上で、公衆衛生の観点からご遺体に関する科学的な理解を深めることも重要なことといえる。

　そして理解を深めるために、死体現象と呼ばれる死後の人体の変化を理解することも重要である。

　人間の身体は死が訪れた直後から様々な変化に見舞われる。その変化は大きく分けて、早期死体現象と晩期死体現象に分けられる。

3. 早期死体現象

　体温の降下、血液の就下による死斑の発生、死後硬直、表皮の乾燥、角膜の混濁、眼圧の低下などがある。

　ご遺体の体温は、物理的作用により最終的に安置されている環境の温度と等しくなる。よって保管場所の選択および管理はご遺体の状態変化を測るための非常に重要な要素である。特に夏季におけるご遺体の保管はエアコン、ドライアイス、専用の保冷庫などを活用し、温度管理を注視する必要があるが、寒期においても保管場所が暖房器具により高温になっている場合があるため注意が必要である。

　体内の血液は死後、循環機能が失われた瞬間から重力により地面の方向に向かい就下して行く。その就下により地面側の下部は赤黒い血液色の死斑が現れる。また、反地面側は血色の抜けた青白い皮膚に変化する。

　強度の死後硬直の場合では、衣服の着せ替え時などに障害が出る恐れがあるので、正しい死後硬直の解き方を習得することも従事者に求められる。体格や安置されている環境に大きく左右されるが、ご遺体の表皮の乾燥にも注意が必要である。乾燥は体表の色に変化をもたらすため見た目の印象に大きな影響を与える。また、皮膚からの蒸発などにより一度失われた水分を補う機能はすでに失われているため、生体以上の保湿ケアが求められる。専用のクリームやオイルなどを使用し、乾燥状況や保管状況に沿ったケアを行う。

　角膜の混濁や眼圧の低下など、眼に起こる死後変化による印象の変化もまた注視すべきところである。眼圧の低下や重力、乾燥などによる眼の落ち窪みはアイキャップなどの特殊用品を使用し補う対応が必要である。

　また早期死体現象では様々な変化から得られる情報が多々ある。例えば、死斑の色によって死因を判断できることがある。死斑が強ければ急性心臓病・脳血管障害・窒息・向精神薬中毒が想定される。また、死斑が弱ければ大血管損傷・白血病・敗血症・腎不全・慢性肝障害などが考えられる。

　ご遺体の状況をつぶさに観察し理解することで、必要なご遺体のケアや必要な防御用品の選択を的確に判断することが可能になる。

4. 晩期死体現象

　腐敗網、腐敗性水疱、腐敗ガス、自家融解など、外観、臭気などにもかなり顕著な変化が訪れる。

　通常死後2、3日経つと血液は腐敗溶血して血管外に湿潤し腐敗網を形成する。特に上腕部、上胸部、鼠径部、大腿部に顕著に現れる。腐敗の進行の著しいサインであり、早急な対応が求められる。

　腐敗性水疱は表皮の下にヘモグロビンを含む液体と腐敗ガスを貯留する。死後ご遺体が着用している衣服が濡れていることがあるが、その原因が水疱の破裂の場合もある。同様に腐敗兆候の重要な特徴である。腐敗ガスはバクテリアなどの微生物の体内侵攻により起こる死体現象である。死後数時間内で腸管内でガスが発生し全身へ伝播していく。その速度は環境やご遺体の状況により大きく変化するが、早い場合は死後数時間で全身に伝搬されてしまうこともある。外観的な特徴は肌を触るとスポンジ状（圧雪感）のような特殊な感触がある。様々な腐敗のサインの中でも特に早急な対応を迫られる症状である。生物である人間は死後、酵素化学的、微生物学的に物理現象によって簡素化されていく。初期の腐敗兆候は、主に腸内細菌が血管を介して、硫黄含有蛋白を分解し発生した硫化硫黄がヘモグロビンと反応し暗緑色になり一日から一日半経つと下腹部から上腹部、胸部の表面へと暗緑色が広がっていく。

　腐敗の進行により感染症への危険性は著しく拡大する。感染性微生物の増加や感染性体液の漏洩などによりご遺体の周囲にいる人々が、感染症を起因する物質に接触する可能性が非常に高くなるためである。

　身近でよく見られる感染のケースでは、ご遺体の目を閉じようとして直接手で粘膜に触れることにより起こる場合がある。目には緑膿菌が多量に存在しているため、作業をする前に防護具の着用や目を消毒する必要がある。

　口腔内での微生物の繁殖も非常に顕著である。口腔内には、口腔レンサ球菌やナイセリアをはじめ、日和見感染の原因となる弱毒性の病原性細菌叢が形成されているので、有効な消毒は不可欠である。特に顔の部位については、従事者が処置を行う頻度が高い部分といえる。そのために感染症の危険も非常に高い部位であるという理解が必要である。必要に応じたPPEなどを有効

的に使用し、適切な消毒などを行うことで、公衆衛生を守ることが可能になる。

また死斑の特徴として、当初は強く発生していても、時間の経過と腐敗の進行に伴って不鮮明に変化をしていく。こういった変化を通じてもご遺族や自身の健康を守るヒントを得ることができる。状況の詳細や細かい変化などを見逃さずに観察する目を養うことも従事者としての責務といえる。余談ではあるが、御遺体のおかれている環境によっても腐敗の進行速度に違いが出る。空気中：水中：地中の順に1：2：8の割合で腐敗の進行は遅くなる。つまり、地中に埋められた御遺体は、部屋に安置されてる御遺体より8倍腐敗の進行が遅いということだ。これを「カスパーの法則」という。この法則を知ってサスペンスを見るとまた違った見方ができるかもしれない。

感染経路は空気感染、飛沫感染、接触感染など様々あるが、1類感染症から5類感染症まで様々に分類されているが全ての分類を再確認する必要がある。

ウイルスの大きさを5μmで区切り5μm未満は空気感染、5μm以上は飛沫感染であるということを認識することも大切である。例えると結核とインフルエンザの違いである。結核菌は空気中に飛散する固体の微小なウイルス類と比較し、個体のサイズが大きいのでご遺体に圧力がかかって体外に押し出されるが、周囲の人間の呼吸にて体内に入り込むことによる感染が一般的である。それと同時に病原体の存在（ウイルスなど）・病原体の宿主（故人）・病原体の排出口（口・肛門）・感染経路・進入門戸（手・呼吸）・宿主（個人）の6つが成立しないと感染は成立しない。従事者やご遺族の健康を一番に考慮すると、正しい知識を持ち、最善なPPE選択や最善なタイミングでの危険部位の消毒を行う必要性がある。

5. EBM

ユニバーサルプレコーションと並び近年欧米の医療機関を中心に重要視され始めているEBM（エビデンス・ベースド・メディシン）という指針が存在する。直訳では"根拠に基づいた医療"であるが、簡単にいえば、各々の主観や経験だけに頼らず、的確な根拠のある、データに基づく医療の提供を行うという考え方である。ある意味で古い習慣にとらわれず、根拠のある事実

に従い、適切な処置を提供することともいえる。

　現実としてデスケアマネージメントは医療行為に当たらないため全てのケースに適用される考え方ではない。しかし、デスケアマネージメント従事者は医療従事者と同じく人体に対応する職業である以上、スタンダードプリコーションと同様によりよいサービスを提供する上で一つの指標になる重要なポイントである。

　EBM をデスケアマネージメント業界に当てはめると、
- 故人（ご遺体）の問題の定式化
- 問題についての根拠の能率的探索
- 根拠の妥当性、有用性に対する批判的検証評価
- 検証評価結果および技術のご遺体に対する適用
- 以上の 4 ステップの評価

ということになる。つまりは科学的、倫理的根拠を慣例に頼らず常に批判的な視点も持ちつつ、探し出した最良のケアをご遺体に提供するということである。

　現在、様々なデスケア関連のサービスがある中で、ほとんどの業種において欠けてしまっているのがこの根拠であるように見受けられる。根拠を正確に把握し、見合ったサービスの提供を行うには、適正な教育や労働環境が必要である。しかしながら医療の分野とは異なり、デスケアの分野では教育などの確立がなかなか進まず、遅れているのが現状である。現段階で教育を受けた我々エンバーマーができることは、他のデスケアマネージメント従事者と適切な交流を持ち、スタンダードプリコーションや EBM などの正しい情報提供を行うことではないだろうか。そうしたことを実現させて行くことが、引いては公衆衛生を守ることに繋がり、更にデスケアマネージメント業界全体の社会的地位を引き上げることに繋がると信じている。

- Evidence（根拠）　誰にも当てはまる事例と従事者の経験
- Values（価値観）　どういう状態で帰宅されるのを望んでおられるか
- Resources（資源）　作業環境や時間制限

　この三つの円がうまく重なったところを従事者それぞれの立場で話し合い共有し、不足している部分をどのような形で補填し解決をするのかというこ

とが一番大切なことである。

　ご遺族は式典儀礼の後も故人様との思い出を噛みしめながら時間を過ごしていくことになる。俗にいうグリーフという部分である。もし、その始まりにより良いものを提供できる可能性があれば、ご遺族に提案するべきである。そして、それこそが我々に課せられた使命だと筆者は思っている。今回の本項が皆様方の今後の施術などの一助になると幸いである。

文　献

1) 東京都福祉保健局：人口動態統計年報, 平成 28 年.

索 引

＜欧　文＞

【B】
B型肝炎ワクチン 106
【C】
CDC ガイドライン 17
【E】
EBM 124
【H】
HOT（Home Oxgen Therapy） 85
【P】
POCT（Point-of-Care Testing）
  95, 96, 98, 100
【S】
SMBG 機器 96
Spaulding 14, 56

＜和　文＞

【あ】
アルコール製剤 59
【い】
イムノクロマトグラフィー法 98
インフルエンザ 31
インフルエンザワクチン 107
医療機器の取扱い 91
陰部洗浄 74
【え】
エプロン 9, 16

エンバーミング 119
衛生管理 47
【お】
おたふく風邪 42
おむつ交換 16, 74
【か】
ガウン 9
カテーテル感染症 83
カニューラ 86
疥癬 26
加湿器 52
角化型疥癬 26
簡易検査機器 95, 96, 100
間欠的自己導尿 51
感染経路別予防策 21
感染拡大防止 113
乾燥法 71
【き】
気管内吸引チューブ 53
機器・器具・器材 13
吸引 70, 71, 93
【く】
空気感染予防策 22
車椅子 94
クロルヘキシジン 60
【け】
経管・胃ろうケア 87

携帯型心電計 …… 100
携帯型超音波診断装置 …… 101
経腸栄養剤 …… 50
血圧計 …… 93
血液由来病原体 …… 14
結核 …… 40
血糖自己測定器 …… 96

【こ】
個人防護具 …… 7, 16
誤嚥性肺炎 …… 65, 88
口腔ケア …… 65
高水準消毒薬 …… 56
高頻度接触表面 …… 47
抗毒素 …… 103

【さ】
酸素バブル加湿器 …… 52
酸素療法 …… 85

【し】
死後ケア …… 118
次亜塩素酸ナトリウム …… 35, 57
手指衛生 …… 2
消毒 …… 14
消毒薬 …… 55, 56, 57, 59, 60, 61, 63
褥瘡ケア …… 81
食中毒 …… 37
食品媒介感染症 …… 38
塵埃感染 …… 35
人工呼吸器 …… 53, 89
人工呼吸器関連肺炎 …… 89

【す】
水痘（みずぼうそう） …… 43, 108
スポルディングの分類 …… 14, 56

【せ】
清掃 …… 48

咳エチケット …… 17
接触感染予防策 …… 21, 116
洗浄 …… 14

【た】
体温計 …… 93
体外式カテーテル …… 84
帯状疱疹 …… 43
第4級アンモニウム塩 …… 61

【ち】
中心静脈カテーテル …… 83
中水準消毒薬 …… 56, 57, 59
超音波加湿器 …… 52
聴診器 …… 93

【つ】
通常疥癬 …… 26

【て】
手洗い …… 3
手袋 …… 10, 16
定期接種 …… 103
低水準消毒薬 …… 56, 60, 61
摘便 …… 75

【と】
トキソイド …… 103
床ずれ …… 81

【な】
生ワクチン …… 103

【に】
日常清掃 …… 49
尿器 …… 75, 94
尿道カテーテル …… 77
尿路感染症 …… 73
任意接種 …… 103

【ね】
ネブライザー …… 52

熱水浸漬	52	ホット	85

【の】
- ノロウイルス ……………… 34

【は】
- 肺炎 ……………… 65, 89
- 排泄ケア ……………… 73
- 針刺し事故 ……………… 15

【ひ】
- 皮下埋め込み式カテーテル ……………… 84
- 飛沫感染予防策 ……………… 21
- 標準予防策 ……………… 1, 17

【ふ】
- ブリストル便スケール ……………… 76
- 不活化ワクチン ……………… 103
- 不顕性感染 ……………… 42
- 風疹 ……………… 108

【へ】
- 便器 ……………… 75

【ほ】
- ポータブルトイレ ……………… 94
- ポート ……………… 84

【ま】
- マスク ……………… 10
- 麻しん（はしか） ……………… 41, 108
- 松葉杖 ……………… 94

【む】
- ムンプス ……………… 42

【め】
- 滅菌 ……………… 14, 56

【や】
- 薬剤耐性菌 ……………… 45

【よ】
- 予防接種 ……………… 103

【り】
- 流行性耳下腺炎 ……………… 42, 108

【れ】
- レジオネラ症 ……………… 39

【わ】
- ワクチン ……………… 103, 109
- ワクチン接種（不適当者、要注意者） ……………… 105, 107

在宅医療・介護における感染管理ハンドブック

2018年5月11日　発行

****

監　修	〆谷　直人（国際医療福祉大学）
編　集	高橋　峰子（戸塚共立第1病院 感染管理室）
	鈴木　高弘（日本調剤株式会社 薬剤本部/東北大学大学院 薬学研究科 生活習慣病治療薬学分野）
発行所	株式会社 宇宙堂八木書店
	〒104-0042 東京都中央区入船3-3-3
	TEL. 03-3552-0931　FAX. 03-3552-0770
	http://uchu-dou.co.jp
発行者	八木　秀志
発売所	克誠堂出版株式会社
	〒113-0033 東京都文京区本郷3-23-5
	TEL. 03-3811-0995　FAX. 03-3813-1866
	http://www.kokuseido.co.jp

カバーデザイン AI

****

Ⓒ 2018　Printed in Japan
ISBN 978-4-7719-5071-9

本書の内容の無断複写・転載は著作権法上で禁じられています。掲載された著作物の複製・翻訳・データベースへの取り込み及び送信に関する許諾権は小社が保有していますのでご注意下さい。

万一落丁、乱丁の場合はお取り替えします。
定価はカバーに表示してあります。